Bechheim · Gesundheitsbewusstes Krafttraining

Yvonne Bechheim

Gesundheitsbewusstes Krafttraining

Limpert Verlag Wiebelsheim

Der besondere Dank der Autorin gilt Martina Hofgärtner, ihrer Tochter Nadine und dem FIT.S Sportpark Seedorf e. V., die es möglich gemacht haben, dass die Bildaufnahmen entstehen konnten. Für das Sponsoring bedankt sich die Autorin ganz herzlich bei der Firma TOGU, die mit ihren vielfältigen Kleingeräten zur Gesundheitsförderung beiträgt.

Bibliografische Information der Deutschen Nationalbibliothek
Die Deutsche Nationalbibliothek verzeichnet diese Publikation in der Deutschen Nationalbibliografie; detaillierte bibliografische Daten sind im Internet über http://dnb.de abrufbar.

1. Auflage 2014

www.limpert.de

Fotos: Yvonne Bechheim
Grafiken: Limpert Verlag
Druck und Verarbeitung: COULEURS Print & more GmbH
Printed in Slovenia/Imprimé en la Slovénie
ISBN 978-3-7853-1887-4

Inhaltsverzeichnis

Einleitung

Dieses Buch soll gesundheitsbewussten Menschen aufzeigen, wie wichtig es ist, auf seinen eigenen Körper zu achten und darüber hinaus frühzeitig aktive Prävention zu betreiben. Durch körperliche Aktivitäten kann jeder etwas für sein allgemeines Wohlbefinden beitragen und Vorsorge gegen Krankheiten betreiben. Mit gesundheitsbewusstem Krafttraining können Zivilisationskrankheiten, wie zum Beispiel Rückenschmerzen, in den Griff bekommen und ein Muskelschwund minimiert werden.

Das vorliegende Buch ist in zwei Teile gegliedert. Teil eins beinhaltet das Training mit Kraftmaschinen und Teil zwei befasst sich mit dem Training mit Kleingeräten. Beiden ist gemeinsam, dass man nicht ohne Theorie auskommt, um verschiedene Trainingsmethoden leichter einordnen zu können und mehr Aufmerksamkeit für den eigenen Körper zu entwickeln.

Übungsleitern und Sportlehrern dient dieses Buch als vielfältige Anleitung für den Trainingsbetrieb und gibt mit seinen abwechslungsreichen Trainingsbeispielen viele Anregungen für die Praxis. Gerade für die Planung einer Kursstunde ist es besonders hilfreich, praxisbezogene Übungen mit jeweils einem Handgerät vorliegen zu haben. So sind bis zu 10 Übungen mit ein und demselben Kleingerät dargestellt worden. Insgesamt werden 5 gängige Handgeräte mit Übungsbeispielen aufgelistet, die jedoch vielseitig und verschiedenartig veränderbar sind.

Des Weiteren werden Kraftgeräte vorgestellt, damit Sportler eigenständig ein gesundheitsorientiertes Training planen und durchführen können. Dabei spielt das Alter keine Rolle, denn jeder sollte bewusst etwas für seine Gesundheit und Fitness unternehmen.

Dieses Praxisbuch gibt viele Übungsanregungen, sowohl für den Kursleiter als auch für den gesundheitsbewussten Sportler, der ein Ganzkörpertraining im Studio oder zu Hause absolvieren möchte.

1 Gesundheitsförderung

Die Gesundheitsförderung zielt darauf ab, dass jeder Einzelne bewusst dazu beiträgt, den Gesundheitszustand der Bevölkerung zu erhalten, beziehungsweise zu verbessern. Dieses gilt nicht nur in den eigenen vier Wänden, sondern in der Umwelt allgemein. Allein am Arbeitsplatz, am Wohnort und in der Freizeit sollte jeder durch gesundheitserhaltende Maßnahmen (richtige Müllentsorgung, weniger Rauchen, überlegte Fahrzeugnutzung etc.) selbstständig zur Gesundheitserhaltung beitragen.

Eine große Rolle spielt dabei das eigene Engagement, denn viele Krankheiten entstehen erst durch Inaktivität, schlechte Laune und Aufregung über Kleinigkeiten. Dazusetzen, die Hände in den Schoß legen und jammern („Ach, was geht es mir heute wieder schlecht") verändert die Situation auch nicht. Erst ein Zusammenspiel von körperlichem Wohlbefinden und äußeren Einflüssen (gute Arbeits- und Wohnsituation, soziale Sicherheit und eine Umwelt) lässt uns sagen: „Ich fühle mich wohl und gesund".

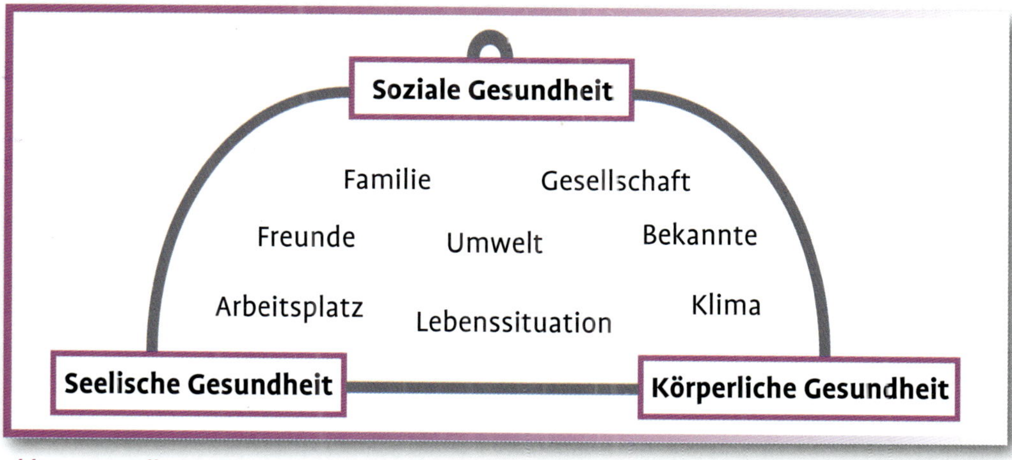

Abb.: „Gesundheits-Glocke"

1.1 Definition Gesundheit

Die Weltgesundheitsorganisation „WHO" (World Health Organization) definiert Gesundheit als „den Zustand vollkommenen physischen, psychischen und sozialen Wohlbefindens und nicht nur das Freisein von Krankheiten und Gebrechen". Somit soll ein ungestörtes Funktionieren des Organismus erfolgen und ein soziales, körperliches und seelisches Gleichgewicht herrschen.

Nach dieser Definition gäbe es recht wenige, wirklich gesunde Menschen, denn wer klagt nicht hin und wieder über seine kleinen Wehwehchen. Letztendlich kommt es darauf an, dass man keine gravierenden Beeinträchtigungen und Krankheiten vorweist, die die Lebensqualität und das allgemeine Wohlbefinden enorm beeinträchtigen.

Dabei ist bei jedem Menschen die Toleranzgrenze unterschiedlich. Der eine fühlt sich wohl und ist zufrieden, obwohl er an einer chronischen Krankheit leidet und häufig zum Arzt muss.

Ein anderer ist organisch völlig gesund, aber mit sich und der Umwelt so unzufrieden, dass sich seine empfundene Lebensqualität auf dem Nullpunkt befindet. Diese Unzufriedenheit kann sich wiederum in Kopf-, Rücken- und Gliederschmerzen oder Schlafstörungen niederschlagen.

Jeder muss sich seine Gesundheit erarbeiten und versuchen, sie zu erhalten. Dabei ist es enorm wichtig, dass man mit sich und der Welt zufrieden ist und ein inneres Gleichgewicht herrscht.

1.2 Gesundheitsbewusstes Handeln

Wie schon erwähnt trägt jeder selbst ein großes Stück dazu bei, sich körperlich und seelisch gesund zu fühlen. Mit gesundheitsbewusstem Handeln sollte schon frühzeitig begonnen werden, denn wenn wir unseren Kindern eine gesunde Lebensführung vorleben, so werden sie dieses in der Regel auch wieder nach außen tragen und ihren Kindern vorleben. So entsteht ein Kreislauf, der viel Gutes mit sich bringt.

• Was kann ich persönlich für meine Gesundheit tun?

- Gesunde Ernährung
- Genügend Schlaf
- Stress vermeiden
- Organisierte Tagesplanung
- Körperpflege
- Kontakte und Freundeskreis pflegen
- Soziales Engagement
- Geordnetes Familienleben
- Präventive Untersuchungen
- Vermeiden von übermäßigem Koffein- und Alkoholkonsum
- Kein Rauchen
- Keine Drogen
- Schadstoffarme Umwelt (Wohnung, Arbeitsplatz)
- Sport treiben

1.3 Sport und Gesundheit

Sport und Gesundheit sind eng miteinander verknüpft. Wer seine Muskeln, Gelenke, Herz und Kreislauf regelmäßig beansprucht, hat sehr gute Chancen, auch im Alter noch fit und gesund zu sein. Wer sich regelmäßig aktiv bewegt, trägt zum Gesundheitssport bei, indem er sein Immunsystem stärkt und Krankheiten vorbeugt.

Außerdem macht Sport bekanntlich gute Laune und diese trägt zum allgemeinen Wohlbefinden bei. Das liegt am Ausschütten von Glücksstoffen (Endorphine), die das seelische Gleichgewicht fördern und den Kopf freimachen.

Die Bedeutung von sportlichem Handeln in unserer Gesellschaft ist nicht mehr wegzudenken. Leider nimmt immer mehr die Bewegungsarmut überhand und schon Kinder und Jugendliche leiden an Bewegungsmangel. Durch Computerspiele und soziale Netzwerke im Internet wird die meiste Zeit im Sitzen verbracht und die körperliche Aktivität gerät in den Hintergrund. Wir bewegen uns immer weniger!

Folgen sind Haltungsfehler, Schädigung des Knochen- und Bandapparates, Stoffwechselstörungen bis hin zum Herzinfarkt. Aus diesem Grund sind auch die Krankenkassen alarmiert, und um Gesundheitskosten einzusparen, werden inzwischen spezielle Gesundheitskurse unterstützt. Mit regelmäßiger Bewegung, vorzugsweise Ausdauersportarten und gezieltes Krafttraining, ist man für den Alltag gut gerüstet und kann seine körperlichen und seelischen Leistungsspeicher wieder auffüllen.

2 Gesundheitsorientiertes Krafttraining

Ganz allgemein wird unter Krafttraining eine Trainingsmethode verstanden, die dazu dient, die Maximalkraft, Schnellkraft und Kraftausdauer zu verbessern. Dabei stellt die Maximalkraft die höchstmögliche Kraft dar, die das Muskelsystem bei maximaler Kontraktion ausüben kann. Die Schnellkraft beinhaltet die Fähigkeit des Muskelsystems, den Körper oder auch andere Gegenstände mit maximaler Geschwindigkeit zu bewegen. Sie spielt im Gesundheitssport keine entscheidende Rolle. Ganz im Gegenteil dazu verhält es sich mit der Kraftausdauer. Bei der Kraftausdauer spricht man von der Ermüdungswiderstandsfähigkeit des Organismus bei lang andauernden Kraftleistungen. Sie dient dazu, die Muskelkraft zu erhalten oder behutsam aufzubauen.

Jede Form des Krafttrainings hat unterschiedliche Trainingsmethoden. Je nachdem, welches Ziel man erreichen will, kommt eine andere Methode zum Tragen. Wer Muskelaufbau betreiben will, muss anders trainieren als ein Gesundheitssportler. Das heißt, ein Bodybuilder trainiert eher die Maximalkraft und der Gesundheitssportler die Kraftausdauer.

Somit führt Krafttraining keinesfalls immer zum Muskelaufbau und zum Bodybuilding. Eine ganz wesentliche Rolle, um Muskelpaketen entgegenzuwirken, spielt dabei die Auswahl der Trainingsgeräte, das eingesetzte Gewicht und die Wiederholungszahl der Übungen. Die Gestaltung und auch der Aufbau des Trainings müssen deshalb wohl überlegt sein.

Richtig durchgeführtes Krafttraining stärkt Muskeln, Knochen, Gelenke und den Bandapparat. Dadurch werden Haltungsschwächen minimiert und Rückenschmerzen gelindert beziehungsweise vorgebeugt. Es sollte allerdings darauf geachtet werden, dass die Gelenke und Bänder nicht überfordert und überbelastet werden. Auch ist auf die richtige Kraftdosierung der einzelnen Muskelgruppen zu achten. Es dürfen keine Muskeln auf Kosten anderer Muskeln gestärkt werden, um einer muskulären Dysbalance entgegenzuwirken. Bei solch einer verursachten Störung des muskulären Gleichgewichts macht man mehr falsch als richtig, das heißt, es kann zur Schädigung des gesamten Haltungsapparates kommen.

Krafttraining lässt sich entweder mit verschiedenen Kleingeräten (zum Beispiel Powerball, Stonies, Brasils, Redondoball), oder mit speziellen Kraftmaschinen, Großhanteln (Langhanteln) oder Seilzügen durchführen.

• Muskuläre Dysbalance

Die muskuläre Dysbalance ist ein Ungleichgewicht im Bezug auf die verschiedenen Muskelgruppen. So sieht man häufig, dass sogenannte Bodybuilder zwar eine kräftig ausgeformte Brustmuskulatur haben, aber die Schultern weit nach vorne gezogen sind. Das liegt daran, dass die Brustmuskulatur zwar kräftig ist, aber im Verhältnis dazu die obere Rückenmuskulatur viel zu schwach ausgebildet ist.

Vor Beginn eines Krafttrainings müssen sich Risikopatienten, die etwa an Herz-Kreislauf-Schwäche, Diabetes, Rückenschmerzen etc. leiden, sportärztlich untersuchen lassen und nur mit ärztlichem Rat ein geeignetes Trainingsprogramm absolvieren.

Beim gesundheitsorientierten Krafttraining geht es in der Regel darum, das allgemeine Wohlbefinden zu stärken und präventive Vorsorge gegen Krankheiten und Leistungsabfall zu betreiben. Somit dient das Training dazu, eine bestimmte Leistung zu erhalten oder zu erhöhen.

Im Laufe des Lebens nimmt die Muskelkraft immer mehr ab. Meistens ist dies eine Folge von Inaktivität. Wer schon einmal länger krank im Bett gelegen hat, kennt das Gefühl nach der Genesung erst einmal „Pudding" in den Beinen zu haben. Auch nach einem Gipsverband müssen die Muskeln an der entsprechenden Stelle zunächst einmal langsam wieder aufgebaut werden. Der Körper arbeitet sehr energiesparend. Alles, was er meint, im Moment nicht zu benötigen, baut er ab. Das heißt, etwa bei einer längeren Krankheit kommt es schnell zu einem Muskelschwund und die Muskelmasse nimmt ab. Damit verbunden ist die Abnahme der Muskelkraft, was zu einer Schwächung des ganzen Körpers führt.

Oftmals meinen ältere Menschen, durch Ruhe und Schonung ihre Gesundheit zu erhalten. Dieses ist jedoch ein fataler Irrtum. Genau das Gegenteil tritt ein und die Leistungsfähigkeit bezüglich Kraft, Beweglichkeit und Ausdauer nimmt rapide ab. Zum Glück sind aber gerade diese Fähigkeiten und Fertigkeiten bis ins hohe Alter trainierbar. Erfolgreiches Krafttraining ist also nicht ans Alter gebunden. Somit ist es niemals zu spät, mit dem Training zu beginnen.

Beim Gesundheitssportler soll primär die Lebensqualität verbessert werden, was mit einem ausgewogenen Ganzkörpertraining erreicht wird. Dieses wird nicht erzielt, indem wir in möglichst kurzer Zeit einen Muskelkraftaufbau und eine Muskelzunahme anstreben, sondern kontinuierlich die Kraftausdauer steigern.

• Ziele des gesundheitsbewussten Krafttrainings

- Erhaltung der physischen Leistungsfähigkeit
- Steigerung der physischen Leistungsfähigkeit
- Erreichen eines allgemeinen Wohlbefindens
- Steigerung des Selbstvertrauens
- Gewichtsreduzierung
- Vorbeuge gegen Rückenschmerzen
- Sturzprophylaxe
- Osteoporoseprävention
- Vorbeuge gegen Arthrose
- Selbstständigkeit bis ins hohe Alter
- Bessere Lebensqualität

2.1 Kraftausdauer

Unter Kraftausdauer versteht man die Ermüdungswiderstandsfähigkeit der Muskulatur bei lang andauernden oder sich wiederholenden Kraftleistungen (40–70 % der Maximalkraft). Es können also viele Wiederholungen erfolgen, ohne dass eine Ermüdung eintritt. Je nach Anforderung, Dauer und Intensität tendiert sie mehr zur Kraft oder zur Ausdauer. Sie ist keine reine Kraftfähigkeit wie beispielsweise die Maximal- oder die Schnellkraft.

Im Gesundheitssport sollten beim Kraftausdauertraining der Erhalt und die Verbesserung der Kraftfähigkeit im Mittelpunkt stehen. Dabei wird Wert auf ein Ganzkörpertraining gelegt, indem gezielt die großen Muskelgruppen des Körpers angesprochen werden. Diese werden dann mit wenig Gewicht und vielen Wiederholungszahlen (15 bis 25 Wiederholungen) trainiert. Je nach Alter und Leistungsstand ist der Umfang (hier 1 bis 3 Sätze) variabel.

Kraftausdauertraining hilft vorhandene Beschwerden zu lindern, die Wirbelsäule zu entlasten und die Gelenke zu stabilisieren.

2.2 Training der Kraftausdauer

Im Gesundheitssport ist das Training der Kraftausdauer eine nicht mehr wegzudenkende Größe. Sie ermöglicht eine komplexe Kraftentwicklung und eine gleichmäßige Ausbildung der Muskulatur.

Die Kraftausdauer entwickelt sich optimal bei vielen Wiederholungszahlen. Bei etwa 15 bis 25 Wiederholungen und einer Maximalkraft von 40 bis 70 % kommt es zu keiner Muskelzunahme im Sinne von Bodybuilding, sondern zu einer ökonomischen Kräftigung der Muskulatur im Sinne des Gesundheitssportes. Gerade wegen der herabgesetzten Belastungsintensität ergibt sich selten eine Überforderung oder Überbelastung der Muskulatur. Das Kraftausdauertraining ist nämlich die am wenigsten belastende Trainingsmethode, im Vergleich zum Maximalkraft- und Schnellkrafttraining. Somit ist Kraftausdauertraining besonders für Einsteiger, Jugendliche, zur Rehabilitation nach Verletzungen und zur Prävention geeignet.

Wer eine starke und kräftige Muskulatur hat, wird im Alter weniger Probleme mit der Pflegebedürftigkeit haben. Starke Muskeln entlasten den passiven Bewegungsapparat (Skelettsystem) und damit die Wirbelsäule und die Bandscheiben. In diesem Zusammenhang nicht unbedeutend, hat die Kraftausdauer präventive Wirkung auf Arthrose und Osteoporose. Eine starke Muskulatur wirkt wie eine „Ritterrüstung“, denn kommt es zu einem unverhofften Sturz, zum Beispiel beim Skifahren, dann trägt man in der Regel nur ein einige blaue Flecken und Prellungen davon und kann ohne tief greifendere Verletzungen wie Knochenbrüche den Sturz überwinden.

Um eine optimale Anpassung der Muskulatur zu erreichen, ist mindestens ein zweimaliges Training pro Woche unerlässlich. Nur so kann sich der Organismus an die positive Wirkung des Kraftausdauertrainings gewöhnen und Nutzen aus dem Training ziehen.

• Positive Wirkung des Kraftausdauertrainings

- Kräftigung der Muskulatur
- Einseitig ausgebildete Muskulatur (Dysbalancen) werden ausgeglichen
- Aufbau einer „Ritterrüstung“
- Schutz der Gelenke und damit weniger Arthrose
- Erhöhung der Knochenfestigkeit und dadurch Vorsorge gegen Osteoporose
- Entlastung der Wirbelsäule und Bandscheiben und damit weniger Rückenschmerzen
- Vorbeugung des altersbedingten Muskelabbaus
- Kräftigung des Band- und Kapselapparates
- Allgemeines Wohlbefinden wird gestärkt
- Steigerung der Vitalität
- Positives Erscheinungsbild und damit Steigerung des Selbstwertgefühls

Beim Training ist besonders darauf zu achten, dass die letzten 2 bis 3 Wiederholungen auch wirklich ermüdend sind, denn sonst kommt es zu einer Unterforderung des Organismus, die für das Trainingsziel (z. B. Verbesserung der Kraftausdauer) nicht hilfreich ist.

• Subjektives Belastungsempfinden

Wenn also die letzten zwei Übungswiederholungen als ermüdend empfunden werden, dann kann auch gut das entsprechende Gewicht ausgewählt werden. Hier sagt das „subjektive Empfinden“, was einem angenehm oder doch zu schwer ist. Bei dieser Methode wird demnach durch das persönliche Belastungsempfinden und durch Ausprobieren das entsprechende Gewicht ermittelt.

Subjektives Belastungsgefühl	Maximalkraft in Prozent
Sehr schwer	90 bis 100 %
Schwer	80 bis 90 %
Mittel-schwer	60 bis 70 %
Leicht	40 bis 50 %
Gering (zu leicht)	Unter 40 %

Abb.: Beschreibung des subjektiven Belastungsgefühls

• ILB-Test

Eine weitere Methode für die Berechnung der richtigen Belastungsintensität ist der ILB-Test. Mit diesem Vorgehen testet man genau den Beanspruchungsbereich, der anschließend trainiert werden soll – für den Gesundheitssportler in diesem Fall 40 bis 70 % der Maximalkraft.

Gehen wir in diesem Fall einmal davon aus, dass der Trainierende jede Kraftübung mit 20 Wiederholungen absolvieren soll. Es wird also im Vorfeld ausgelotet, mit wie viel Gewicht er die Übungen korrekt 20 Mal durchführen kann. Nehmen wir nun den Wert von 20 kg, so entspricht dieses in unserem Fallbeispiel 100 %. Wir wollen aber keinen Muskelzuwachs sondern die Kraftausdauer stärken, das heißt der fortgeschrittene Gesundheitssportler trainiert mit 60 % der Maximalkraft und dafür mit hoher Wiederholungszahl. In unserem Beispiel beträgt das aufgelegte Gewicht also 12 kg (Formel: (20 kg Maximalgewicht x 60 %): 100 % Maximalgewicht).

Mit der ILB-Methode erhalten Sie einen entsprechenden Trainingsreiz, der sich nach Ihrem persönlichen Trainingsziel richtet.

3 Gerätetraining

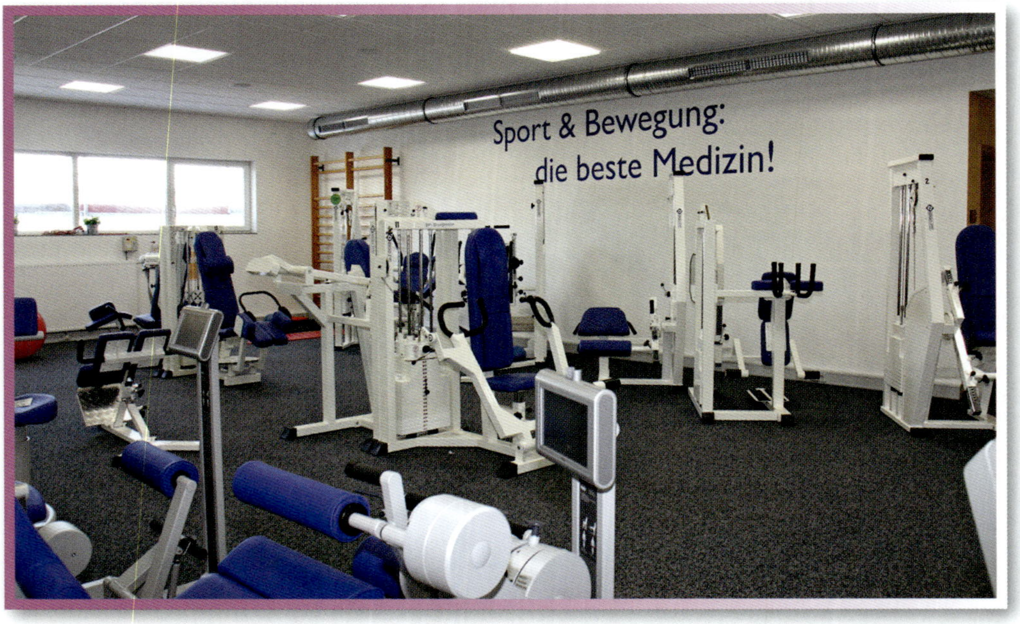

Krafttraining wird in der Praxis häufig an Kraftmaschinen durchgeführt. Es gibt unzählige Gerätetypen und dieses ist gerade für den Einsteiger eine große Herausforderung. Bevor Sie mit dem Gerätetraining beginnen, sollten Sie sich von einem fachkundigen und qualifizierten Trainer an allen Geräten einweisen lassen. Schon aus gesundheitlichen sowie verletzungsvorbeugenden Gründen ist dieses jedem Trainierendem anzuraten.

Neueinsteiger sollten während der ersten 8 Wochen nicht öfters als 2- bis 3-mal, mit einer Erholungsphase von etwa 2 Tagen, an den zugewiesenen Geräten trainieren. Anschließend kann bis auf 4 Trainingseinheiten gesteigert werden, je nachdem, welches individuelle Ziel erreicht werden soll.

Aus Hygienemaßnahmen ist es anzuraten, immer ein mittelgroßes Handtuch auf die Trainingsgeräte zu legen. Dieses sollte im liegenden Zustand auf die Liegefläche gelegt werden und ist im sitzenden Zustand so zu positionieren, dass der Nackenbereich abgedeckt wird.

3.1 Kraftgeräte

Nicht jedes Kraftgerät ist wie das andere. Erkundigen Sie sich vorab, welche Trainingsgeräte zur Verfügung stehen. Auf alle Fälle sollten sie geprüft (GS-Zeichen, TÜV) sein. Übrigens ist nicht jedes chipgesteuerte und hochmoderne Gerät gleich auch das Nonplusultra. Vielfältige Einstellungsmöglichkeiten an den Geräten sind zwar oftmals etwas lästig, aber auf Dauer wird sich ihr Körper dafür bedanken. Schließlich erlauben die diversen Verstellmöglichkeiten die Anpassung des Gerätes an die individuelle Anthropometrie (Maßverhältnisse des menschlichen Körpers) des Menschen. Die Maschine wird den individuellen Bedürfnissen des Menschen angepasst und nicht umgekehrt.

3.2 Allgemeine Grundsätze zum Gerätetraining

Achten Sie auf einige wesentliche Grundsätze, so bleiben böse Überraschungen erspart.

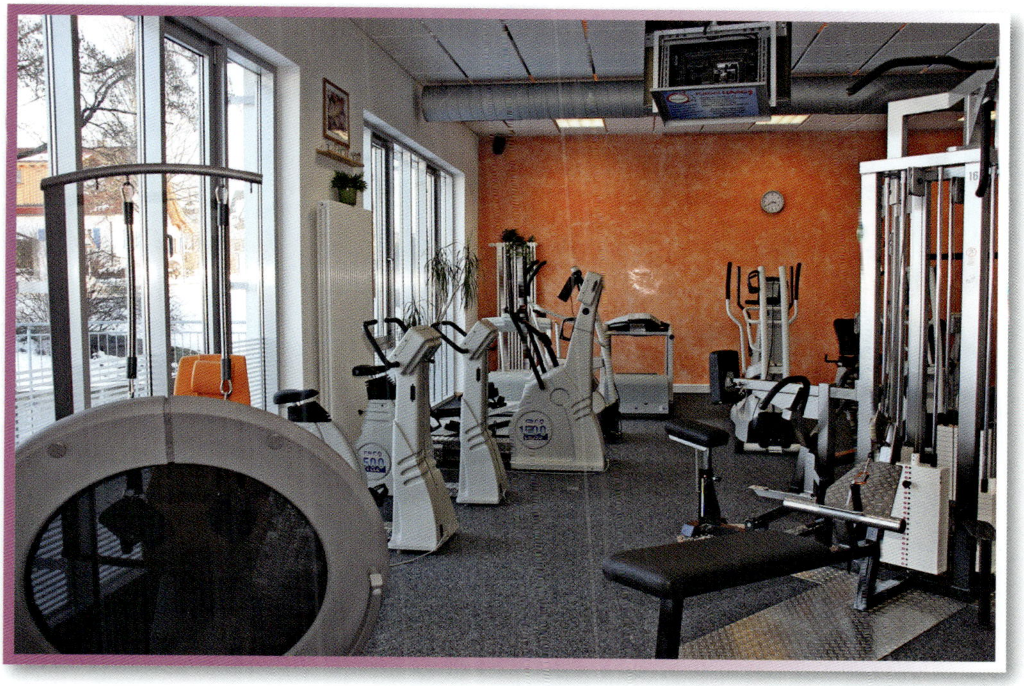

• Wärmen Sie sich vor dem Training gut auf

Sie sollten sich entweder mit dem „Crosstrainer“ oder mit dem „Ergometer“ (Fahrrad) etwa 10 Minuten erwärmen. Wer besonders fit ist, kann auch 2 Minuten seilspringen oder sich auf einem Mini-Trampolin warm hüpfen. Das genügt schon, um mit einem leichten Krafttraining zu beginnen.

• Stellen Sie die Geräte individuell ein

Auch wenn es oftmals etwas aufwendig ist, die Voreinstellung seines Vorgängers auf seine persönlichen Bedürfnisse umzustellen, so sollten Sie dieses doch unbedingt tun und die Geräte auf ihre eigenen Körpermaße einstellen.

• Trainieren Sie am Anfang mit weniger Gewichten und mehr Wiederholungen

Im Gesundheitssport empfiehlt sich ein Training mit mehreren Wiederholungen und mehreren Durchgängen (Sätzen), so zum Beispiel 15 bis 25 Wiederholungen in jeweils 2–3 Sätzen.

• Wählen Sie nicht zu hohe Gewichte

Auch die abschließende Wiederholung im letzten Satz sollte eine exakte Übungsausführung darstellen. Es ist falsch, bis an die Belastungsgrenze zu gehen. Auch ein sprunghaftes Umstellen der

Gewichte schadet dem Körper mehr, als dass es hilft. Deshalb sollten auch mit fortschreitendem Trainingserfolg zuerst die Wiederholungszahl (Umfang), dann die Sätze und zuletzt die Gewichte (Intensität) verändert werden.

• Achten Sie auf eine korrekte Bewegungsausführung

Nur wer die Bewegung korrekt ausführt, wird langfristig Erfolg ernten – gemäß dem Motto: „Qualität geht vor Quantität“.

• Die Bewegungsgeschwindigkeit muss gleichmäßig sein

Ein ruckartiges Ausführen und Reißen an den Gewichten stört den Bewegungsfluss und schadet den Gelenken.

• Achten Sie auf genügend Pausen

Je höher die Gewichte sind, umso länger sollten die Pausen sein. Machen Sie ruhig nach jedem Satz 1 bis 3 Minuten Pause. Ihr Körper benötigt die Erholungsphase.

• Wärmen Sie sich nach dem Training ab

Für einen optimalen Trainingsverlauf ist es ebenso wichtig, sich abzuwärmen – oftmals auch als Cool-down bezeichnet. Durch ein Abwärmen wird die Regenerationszeit verkürzt und der Körper ist schneller wieder leistungsbereit.

Zum Abschluss des Trainings können Sie entweder ein paar Gymnastikübungen oder für eine kurze Zeit noch auf dem Ergometer ihre Muskeln lockern.

• Trainieren Sie regelmäßig

Nur ein konsequentes und regelmäßiges Training führt zum dauerhaften Erfolg. Zwischen den einzelnen Trainingseinheiten sollte mindestens ein Tag zur Regeneration liegen. Deshalb ist es ratsam, 2- bis 3-mal wöchentlich zu trainieren.

• Trainieren Sie nie bei Unwohlsein

Trainieren Sie nie unter Schmerzen oder bei Unwohlsein. Wenn eine Infektion im Anmarsch ist, dann kann ein Training den Entzündungsherd schneller zum Herz führen und es kann zu Komplikationen kommen. Holen Sie lieber den Rat eines Arztes ein.

4 Kleingeräte

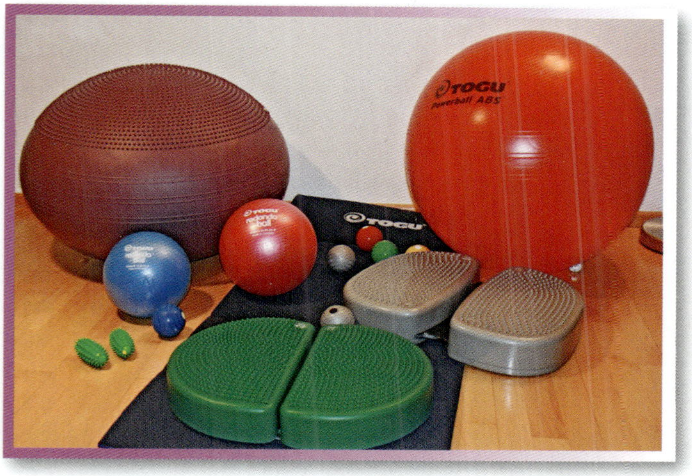

Als Kleingeräte werden alle kleinen und mittelgroßen Geräte und Materialien bezeichnet, die beim Erlernen und Verfestigen von Bewegungsausführungen den Übungsprozess unterstützen. Somit helfen Kleingeräte, einen zielgerichteten und planmäßigen Trainingsprozess auszurichten.

4.1 Auswahl an Kleingeräten

Das Angebot ist inzwischen vielfältig und beinhaltet unter anderem Bälle, Tubes, Balanceutensilien und Kleinhanteln. Kleingeräte haben mittlerweile in vielen Sportarten ihre Anwendungsmöglichkeiten. Sie sind nicht nur zu Trainingszwecken notwendig, sondern dienen auch der Erhöhung der Motivation und haben einen hohen Aufforderungscharakter. Gerade luftgefüllte Produkte aus hochwertigem PVC haben einen großen Spaßfaktor und können universell eingesetzt werden.

Außerdem fördern sie spezielle motorische Grundeigenschaften, wie Kraft, Beweglichkeit und Koordination.

• Vorteile von Kleingeräten

- Verbesserung der Koordination
- Verbesserung der Kraft
- Abwechslung in den Übungsbetrieb bringen
- Motivation steigern
- Vielfältiges Training anbieten
- Veränderung der Bewegungsrichtung
- Variation des Bewegungstempos
- Beidseitiges und kreatives Üben
- Geringes Gewicht
- Platzsparend
- Schnell und leicht auf- und abbaubar

4.2 Kräftigung mit Kleingeräten

Im Folgenden werden Trainingsgeräte für ein gesundheitsbewusstes Training vorgestellt.

• Powerball ABS®

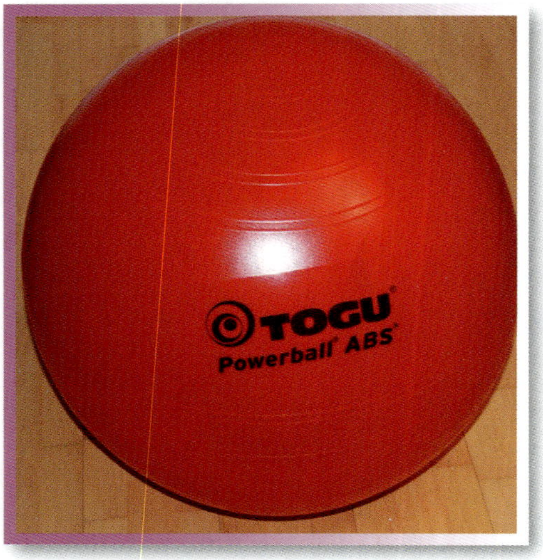

Der Powerball ABS® ist ein Kleingerät, welches in vielen Sportarten seine Anwendung findet. Er ist ein ausgezeichnetes Hilfsmittel für Rumpfkraftübungen und zur Stärkung der Gesäß- und Oberschenkelmuskulatur. Zusätzlich werden das Gleichgewicht, die Koordination und die innere Stabilität verbessert. Denn die instabile Oberfläche fordert Ihre Muskeln dazu auf, aktiv zu werden und Ihren Körper zu stabilisieren. Durch das Anti-Burst-System (ABS) kann der Gymnastikball nicht unverhofft platzen, was zu gravierenden Verletzungen führen könnte, sondern verliert nur langsam die Luft.

Der Powerball ist in verschiedenen Größen erhältlich, sodass für jede Körpergröße der richtige Ball einsetzbar ist.

Größenempfehlung		
36 bis 45 cm Durchmesser	=	Körpergröße bis 155 cm
46 bis 55 cm Durchmesser	=	Körpergröße bis 156 cm bis 165 cm
56 bis 65 cm Durchmesser	=	Körpergröße bis 166 cm bis 178 cm
66 bis 75 cm Durchmesser	=	Körpergröße ab 178 cm

• Pendel Ball Light ABS®

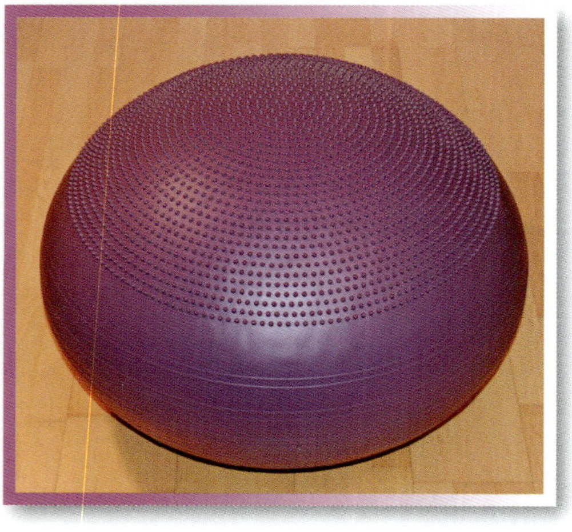

Genau wie der Powerball ABS® ist der Pendel Ball vielseitig anwendbar und hat die gleichen Vorzüge wie sein „großer Bruder“. Durch seine ovale Form rollt er nicht weg, ist aber trotzdem federnd und springend.

Auch wenn der Pendel Ball ABS® eine instabile Unterlage darstellt, so ist doch durch seine Oberflächenbeschaffenheit, anders als bei herkömmlichen Bällen, das Wegrollen minimiert. Dadurch ist er auch gut bei älteren Personen z. B. in der Sturzprophylaxe einsetzbar. Der Pendel Ball ist zudem optimal im Therapiebereich einsetzbar, vor allen in der Wirbelsäulengymnastik und beim Koordinations- und Balancetraining.

Auch hier verhindert das ABS ein plötzliches Platzen des Gymnastikballes.

- Luftgefüllter ovaler Ball aus Ruton
- Platzsicher
- Duchmesser ca. 60 cm
- Belastbarkeit bis ca. 1000 kg

• Brasils®

Brasils® sind eine Art Hantel, die aber über ein „kluges" Innenleben verfügen. Sie sind 270 Gramm schwer und bestehen aus Gewicht und Luft (Gewichtsfüllung und Hohlraum). Durch kleine Bewegungen („mini moves") wird die Tiefenmuskulatur aktiviert. Das heißt, nicht nur die großen Muskelgruppen, sondern auch kleine, innere Muskeln werden durch den Schütteleffekt trainiert.

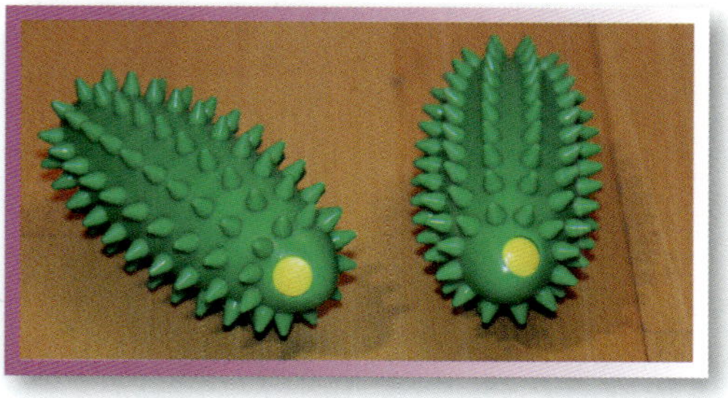

Außerdem besteht die Oberfläche dieser kleinen Trainingshelfer aus Noppen, was zusätzlich die Sensomotorik anspricht und ein Training mit allen Sinnen zulässt.

Im Wesentlichen wird die tief liegende Rumpfmuskulatur, einschließlich der tiefen Bauchmuskeln und Beckenbodenmuskulatur, trainiert.

- Eigengewicht ca. 270 g
- Gelenkschonend
- Noppenprofil
- Aus hochwertigem Ruton

• Multiroll Functional®

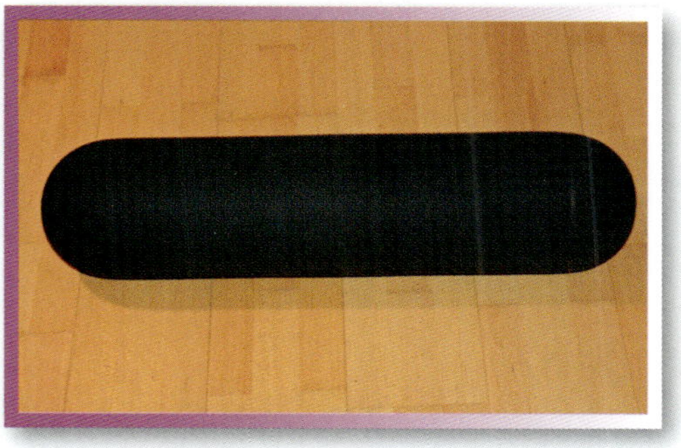

Die Multiroll Functional® ist ideal für das Ganzkörpertraining und vielseitig einsetzbar. Ob im Sitzen, Liegen oder mit Zusatzgeräten, das rollende Trainingsgerät ermöglicht ein variantenreiches Training.

Dadurch, dass die Multiroll durch Luftfüllung individuell anpassbar ist, schmiegt sie sich optimal dem Körper an und sorgt auf diese Weise für ein angenehmes Trainingsgefühl und Wohlbefinden.

- Länge ca. 80 cm
- Durchmesser ca. 18 cm
- Luftfüllung durch Ventil individuell anpassbar
- Belastbarkeit bis 200 kg
- Abwaschbares Ruton

- **Aero-Step XL®**

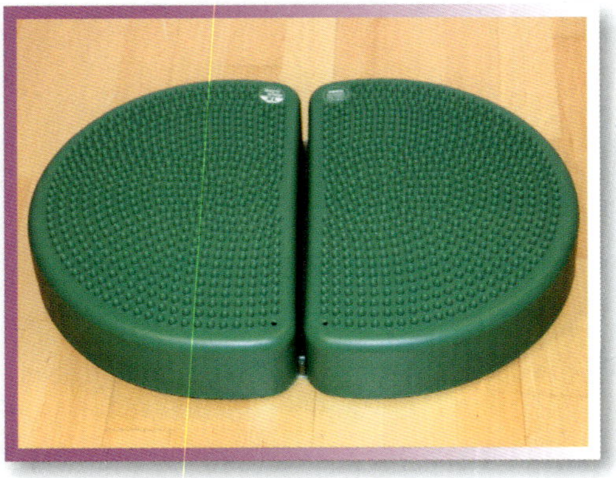

Der Aero-Step XL® ist ein 2-Kammer-luftgefülltes Trainings- und Therapiegerät. Mit ihm können die Gelenkstabilität, die Balancefähigkeit sowie Reflexe und Reaktionen trainiert und verbessert werden.

Durch die Noppenbeschaffenheit ergibt sich zusätzlich ein Massageeffekt, der die Fußreflexzonenpunkte und die Durchblutung anregt.

Der Aero-Step® ist in mehreren Ausführungen erhältlich und somit vielseitig einsetzbar. Er findet in Präventiv- und Kraftkursen häufig seine Anwendung.

- 2-Kammer-Luftsystem
- Aus Ruton
- Oberflächen aus runden Noppen
- Maße: 46 x 32 x 8 cm
- Belastbarkeit bis 200 kg

- **Redondoball®**

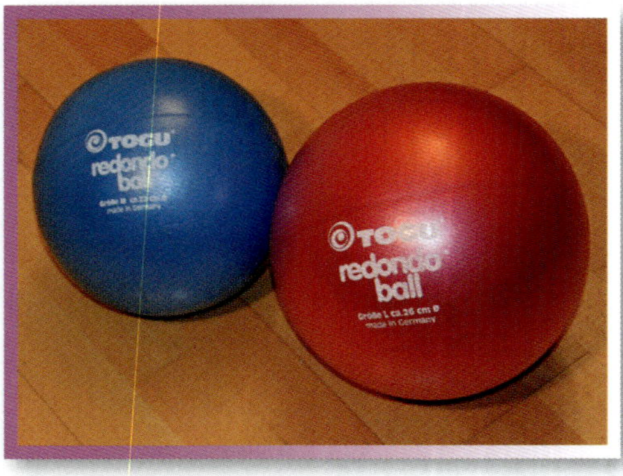

Der Redondoball® ist ein sehr effektives Trainingsgerät zur Kräftigung der Wirbelsäule und des Nackenbereiches sowie zum Bauchmuskeltraining. Außerdem dient er zur Massage und Tiefenentspannung.

- Weiches, geschäumtes PVC
- Drei verschiedene Größen (18, 22, 26 cm) erhältlich
- Stöpselverschluss zum leichten und schnellen Aufblasen bzw. Entlüften

4.3 Was muss beachtet werden?

Besonders wichtig ist die Qualität der Kleingeräte. Das heißt, sie müssen eine geprüfte Qualitätskontrolle durchlaufen haben. Was hilft Ihnen ein billiges No-Name-Produkt, das nach kurzer Zeit den Geist aufgibt und dieses wohlmöglich mitten im Training? Das ist nicht nur ärgerlich, sondern auch gefährlich. Stellen Sie sich nur einmal vor, beim Rückentraining geht dem Gymnastikball unter Ihrer Last die Luft aus? Wahrscheinlich haben Sie danach die Schmerzen nicht behoben, sondern verstärkt.

Wo geschwitzt wird, sind Keime im Umlauf. Hygiene ist deshalb gerade beim Gruppentraining im Fitness- und Gesundheitsstudio ein wichtiges Thema. Oftmals wird aus Zeitgründen nicht darauf geachtet, ob die Trainierenden ihre Geräte nach der Gymnastikstunde auch wirklich desinfizieren. Insbesondere bei Kleingeräten, wie Gymnastikbälle und Balancekissen, kommt es zum direkten Hautkontakt.

Bakterien und andere Mikroorganismen können sich schnell vermehren und gesundheitliche Schäden hervorrufen. Abhilfe können antimikrobiell wirksame Kunststoffe schaffen. Diese lassen nicht zu, dass sich ein aggressiver Biofilm bilden kann – so zum Beispiel bei Trainingsgeräten der „Actisan Studio Linie" von TOGU®.

• Bei den Kleingeräten ist Folgendes zu beachten

- Qualität und Gütesiegel
- Umweltbewusste Herstellung
- Langlebigkeit
- Vielseitigkeit
- Keine Verletzungsgefahr
- Antimikrobiell wirksamer Kunststoff

5 Präventives Verhalten gegen Risikofaktoren

Risikofaktoren sind Einflüsse, die dafür verantwortlich sind, dass gewisse Erkrankungen entstehen können. In diesem Zusammenhang gibt es beeinflussbare und nicht beeinflussbare Risikofaktoren.

- **Beeinflussbare Risikofaktoren**
- Fehlverhalten (z. B. Rauchen, Alkoholkonsum)
- Übergewicht
- Bewegungsmangel
- Fehlbelastungen
- Überbelastungen
- Inaktivität

- **Nicht beeinflussbare Risikofaktoren**
- Gene (erbliche Veranlagung)
- Alter
- Geschlecht

Aufgrund von Risikofaktoren können die sogenannten „Zivilisationskrankheiten" entstehen.

5.1 Rückenschmerzen

Rückenschmerzen sind die Volkskrankheit Nr. 1. Doch nicht immer ist das Krankheitsbild das Gleiche. Gerade die Art und die Lokalität der Schmerzen können sehr unterschiedlich sein.

Sucht man nach der Ursache, stellt man häufig fest, dass oftmals die entsprechende Muskelkraft fehlt. Auch Fehlhaltungen und Fehlbelastungen sind die Folgen von Rückenschmerzen. Wie oft wendet man die falsche Hebetechnik an? Das heißt, wie hebt man korrekt eine Wasserkiste hoch oder wie trägt man die schweren Einkaufstüten von A nach B. Wie oft hat man in seinem Leben schon zu schwer getragen? In jungen Jahren macht man sich selten Gedanken über die Zukunft, doch gerade dies ist der Keim des Ursprungs. Hier liegt die Ursache, weshalb man Jahre später unter starken Rückenschmerzen zu leiden hat.

Um den Rückenschmerzen auf den Zahn zu fühlen, muss man die vielfältigen Aufgaben und Funktionen unserer Wirbelsäule kennen. Hauptsächlich ist die Wirbelsäule für den aufrechten Gang und korrekte Haltung verantwortlich. Damit diese Stützkraft funktioniert, ist ein Zusammenspiel von Muskeln, Gelenken und Knochen notwendig.

Es ist vergleichbar mit einem Schiffsmast, der durch diverse Verspannungen und ein Zusammenspiel von Seilen, Knoten und Tauen in eine flexible und elastische Mittelposition gehalten wird. Auf unseren Körper bezogen sind dafür die Schulter-, Bauch-, Gesäß- und Rückenmuskulatur (besonders die Rückenstreckmuskeln) verantwortlich. Sind die Bandscheiben oder Knochen und

Gelenke nicht mehr voll funktionstüchtig, kommt der Schiffsmast ins Straucheln. Logische Konsequenz ist das Nachbessern der Seile und Taue, das heißt beim Menschen unserer großen und kleinen Muskeln. Wir müssen unsere Muskeln wieder kräftigen, um im Lot zu bleiben.

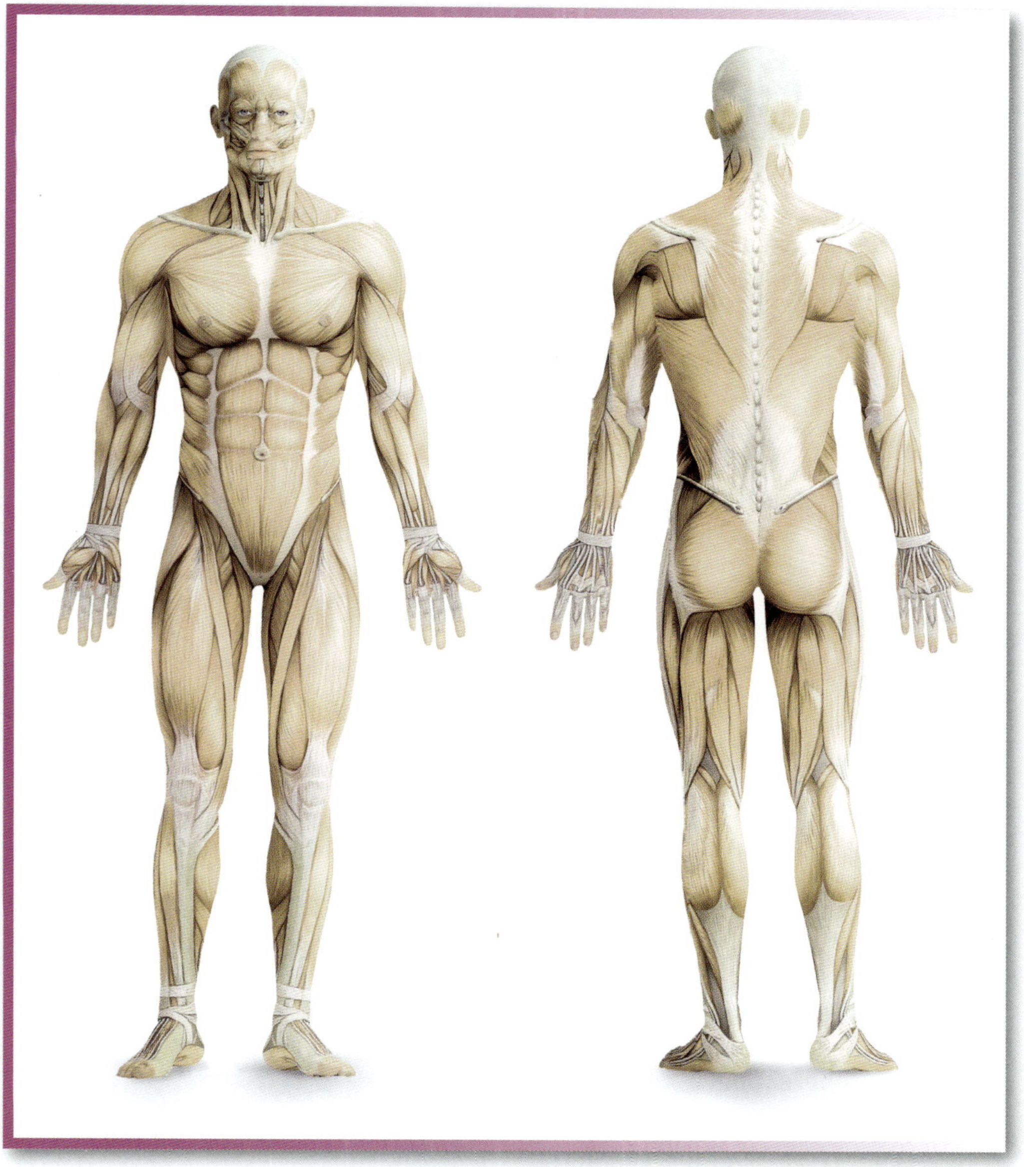

Besonders häufig ist die Bandscheibe betroffen und Schuld an den schmerzhaften Rückenschmerzen, denn die Wirbelsäule besteht aus einzelnen Wirbeln und dazwischen liegen die Bandscheiben. Damit ist die Wirbelsäule in der Lage, vielfältige Bewegungen zuzulassen und Stöße abzufangen. Die Bandscheibe selbst wird durch ständiges Be- und Entlasten ernährt. Man kann es sich wie einen Schwamm vorstellen, der sich auch nur mit Wasser vollsaugen kann, wenn man ihn zusammendrückt und dann wieder loslässt – genauso ist es mit der Bandscheibe. Bei Entlastung wird

Flüssigkeit aufgenommen, die zur Ernährung der Bandscheibe unabdingbar ist. Bei Belastung wird dieser Saft wieder ausgepresst. Somit lebt die Bandscheibe durch Bewegung! Bei vielfältigen Bewegungen wird die Bandscheibe be- und dann wieder entlastet und damit gesund gehalten. Nur wenn die Aktivitäten einseitig erfolgen oder übertrieben werden, kommt es zu Beeinträchtigungen der Bandscheibe.

Insgesamt haben wir 23 Bandscheiben, die sich jeweils zwischen zwei benachbarten Wirbeln befinden. Die Bandscheibe besteht aus zwei unterschiedlichen Stoffen. Den äußeren Teil bildet ein Ring aus Knorpelfasern und der innere Anteil besteht aus einer dickflüssigen, gallertigen Masse, dem Gallertkern.

Falsche Belastungen können dazu führen, dass der äußere Ring einreißt oder sogar der Gallertkern rausgequetscht wird und auf die Nervenbahnen des Rückenmarks drückt. Die „Luftkissenfunktion“ geht verloren und damit die Stoßdämpferfunktion. Die Bandscheibe wird nicht mehr richtig ernährt und verliert an Höhe.

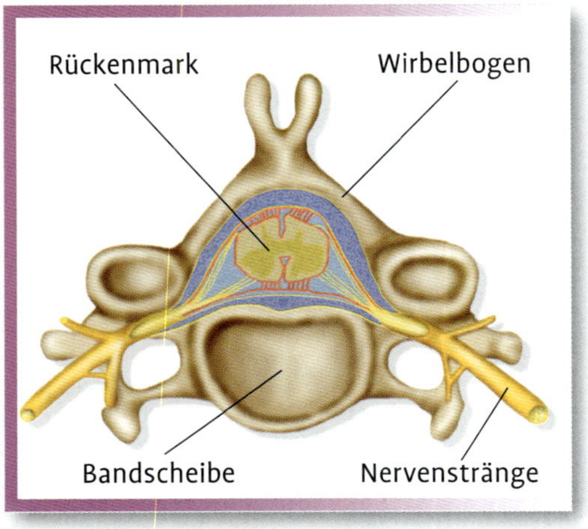

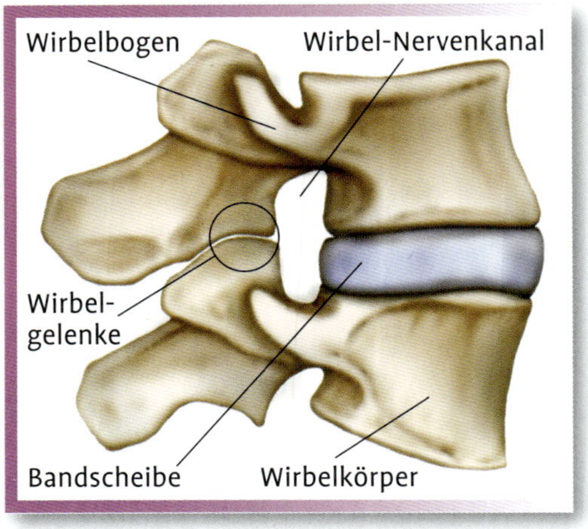

Festzuhalten ist, dass wir uns vielfältig bewegen müssen, um die Bandscheibe zu ernähren und gesund zu halten. Nur durch beugen, strecken, zur Seite bewegen der Wirbelsäule kann dieses gewährleistet werden. All diese vielfältigen Bewegungen benötigt der Mensch. Nur wenn sie falsch eingesetzt werden, durch einseitige oder zu schwere Belastungen, besteht Gefahr von Rückenproblemen.

• Richtige Hebetechnik

Optimal ist es, wenn man sich möglichst nah an den Gegenstand heranstellt. Die Beine sollten dabei etwa schulterbreit auseinander stehen und die Fußspitzen sind leicht nach außen gedreht. Nun werden mit geradem Rücken die Knie- und Hüftgelenke gebeugt und das Gesäß nach hinten geschoben, als ob man sich auf einen Stuhl setzen würde. Die Knie dürfen nicht über die Fußspitzen hinausgeschoben werden. Wichtig ist, dass die Fersen am Boden bleiben. Hat man den Gegenstand gepackt, wird zuerst der Rücken aufgerichtet und anschließend die Kniegelenke gestreckt. Schwere Gegenstände werden somit überwiegend aus den Beinen und weniger aus dem Rücken gehoben.

Hebetechnik

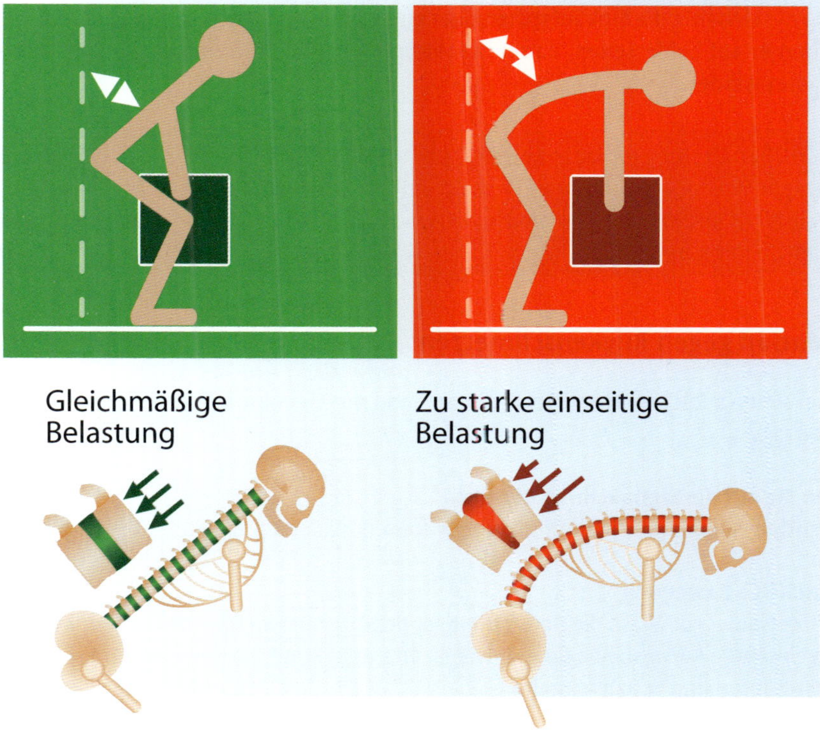

Bandscheibenvorfall

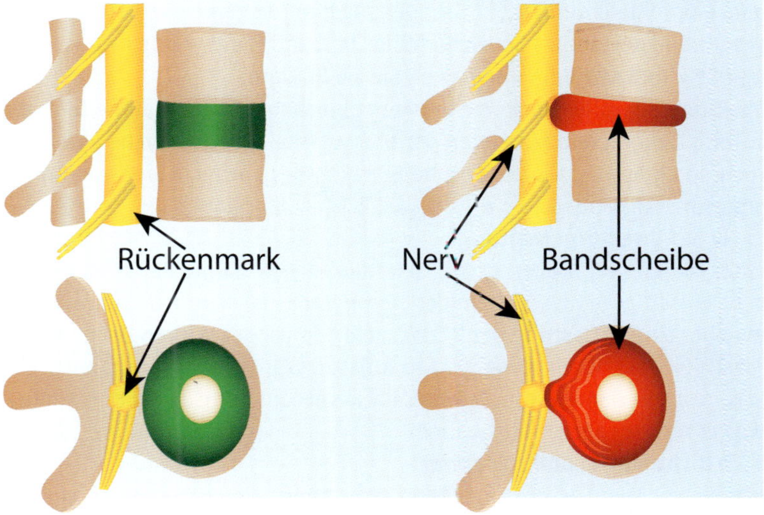

Verdrehen, verschieben und beugen Sie beim Tragen und Heben nicht Ihre Wirbelsäule!

• Einkaufen

Tragen Sie nie einseitig die Einkaufstüten oder einen anderen schweren Gegenstand. Verteilen Sie die Last immer auf beide Seiten, damit die Wirbelsäule und die Bandscheibe nicht nur auf einer Seite belastet werden.

Ein natürlicher Alterungsprozess bewirkt, dass die Bandscheibe mit zunehmendem Alter immer weniger Wasser binden kann. Deshalb verliert sie auch an Elastizität und Höhe. Dieses ist soweit nicht schlimm und ruft normalerweise keine Beschwerden hervor, solange Sie sich weiterhin vielfältig bewegen.

• Prävention gegen Rückenschmerzen

Jeder kann sich vor Rückenschmerzen schützen und mit Eigeninitiative viel zum eigenen Wohlbefinden beitragen.

- **Achten Sie auf die Signale Ihres Körpers**
  Die richtige Körperwahrnehmung hilft zu spüren, was dem eigenen Körper gut tut und was nicht.
- **Regelmäßige Bewegung**
  Die Wirbelsäule, vor allem die Bandscheiben, benötigt Bewegung. Besonders wertvoll sind dabei regelmäßige Alltagsbewegungen wie leichte Haus- und Gartenarbeit, Treppensteigen, aber auch Radfahren und Spazierengehen.
- **Treiben Sie gezielten Sport**
  Besuchen Sie mindestens zweimal in der Woche ein gesundheitsorientiertes Sportangebot. Dies kann beispielsweise eine Rückenschule, Wirbelsäulengymnastik, Aquajogging, oder Walking sein. Empfehlenswert ist ein Gruppenangebot, da gemeinsames Schwitzen einfach mehr Spaß macht und der „innere Schweinehund“ besser besiegt werden kann.
- **Umsorgen Sie Ihre Muskeln und halten Sie sie instand**
  Wie Ihre Zähne, so wollen auch Ihre Muskeln täglich Ihre Streicheleinheiten haben. Dazu gehört das Lockern, Dehnen und Massieren der Muskulatur. Durch einfache gymnastische Übungen, aber auch durch bewusstes Rekeln und Strecken des ganzen Körpers kann die Muskulatur in Schwung gehalten werden.
- **Achten Sie auf Ihre Körperhaltung**
  Aufrechtes Sitzen und Stehen ist für den Rücken gut, da die Bandscheiben optimal belastet und nicht einseitig gequetscht werden. Ein gerader Rücken bedeutet eine Belastung für die Muskeln aber eine Entlastung der Wirbelsäule. Ein runder Rücken demzufolge eine Belastung der Wirbelsäule, aber Entlastung der Muskulatur. Würde man also ständig mit einem rundem Rücken rumlaufen, dann würde die Muskulatur verkümmern, da der Körper die Eigenschaft hat, alles, was er nicht benötigt, abzubauen.
- **Heben Sie nicht zu viel und zu schwer**
  Grundsätzlich sollten Sie das Tragen und Heben von schweren Dingen so gut es geht vermeiden. Falls Sie trotzdem einmal schwer anpacken müssen oder Ihre Arbeitsstelle es nicht anders erlaubt, dann sollten Sie dieses zumindest rückengerecht tun (siehe richtige Hebetechnik). Nutzen Sie auch, so oft es geht, entsprechende Tragehilfen wie zum Beispiel Sackkarre oder Rollwagen.

- **Achten Sie auf rückenfreundliche Lebensweise**
  Im Alltag kann man ganz bewusst etwas für seine Rückengesundheit unternehmen. Achten Sie deshalb schon beim Autofahren, im Büro oder bei den täglichen Mahlzeiten auf die korrekte Haltung. Auch die richtige Wahl der Matratze, der Stühle und Polstergarnitur kann dabei entscheidend sein. Wichtig ist dabei, dass Sie selber ein gutes Gefühl haben und dass ihr Körper keine Verspannungen aufweist.

• Achtung vor Haltungsschwäche

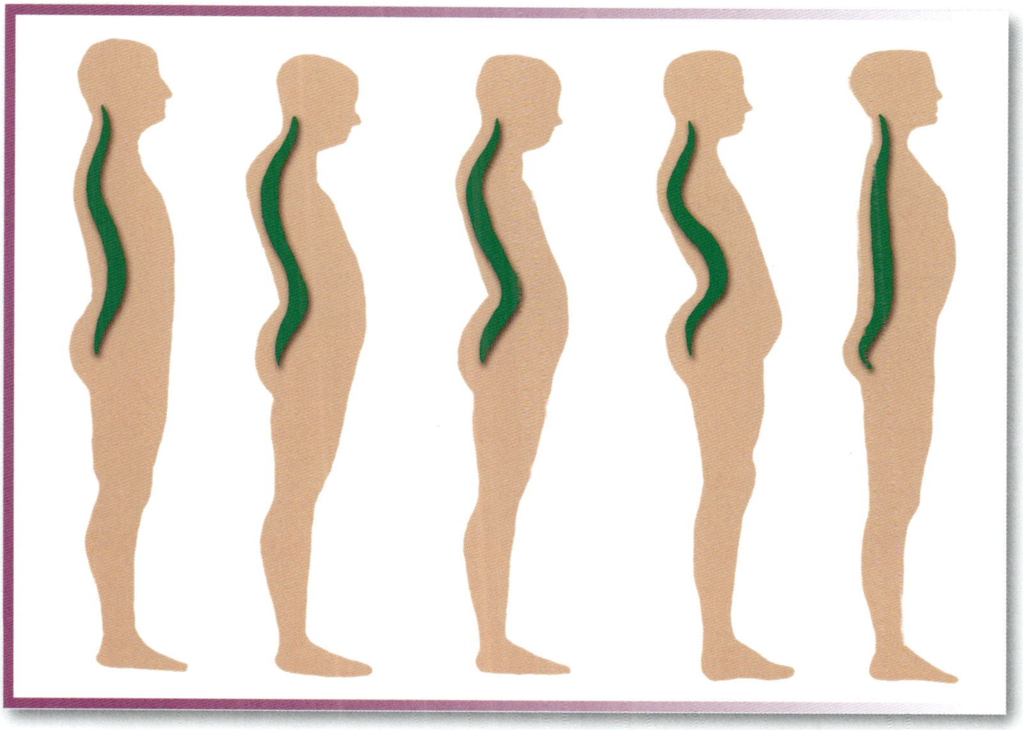

Rundrücken

Beim Rundrücken ist die Rückenmuskulatur (meistens der obere Rücken) zu schwach, weil sie in der Regel vernachlässigt worden ist. Die Rückenmuskulatur muss hier aufgebaut, beziehungsweise gestärkt werden. Die Brustmuskulatur ist im Verhältnis zur Rückenmuskulatur besser ausgebildet und sollte daher nur gedehnt werden.

Hohlkreuz

Beim Hohlkreuz ist die Brustmuskulatur im Verhältnis zur Rückenmuskulatur zu schwach. Die Rückenmuskeln ziehen sich zusammen, weil die Brustmuskeln nicht mehr gegenhalten können. Somit müssen die Bauchmuskeln gestärkt und die verkürzte Rückenmuskulatur nur gedehnt werden.

• Trainingstipps

Beim Rückentraining ist auf ein Ganzkörpertraining zu achten, wobei die Rückengesundheit im Vordergrund steht. Neben den vielfältigen Übungen sollte auch jeder in sich hineinhorchen und gleichzeitig rückenfreundliches Verhalten im Alltag beherzigen.

Die zentralen Inhalte der hier vorgestellten Übungen sind spezielle Kräftigungsübungen für die wirbelsäulenstabilisierenden Muskeln und anderen wichtigen Skelettmuskeln. Für Freude, Spaß und Abwechslung im Übungsbetrieb sorgen neben dem Gerätetraining vielfältige Kleingeräte.

Kraftgeräte: Bauchmaschine, Rückenstreckbank/Rückenstreckmaschine, Brustpresse, Rudermaschine, Nackenziehen, Nackendrücken
Kleingeräte: Powerball/Pendelball®, Brasils®

5.2 Osteoporose

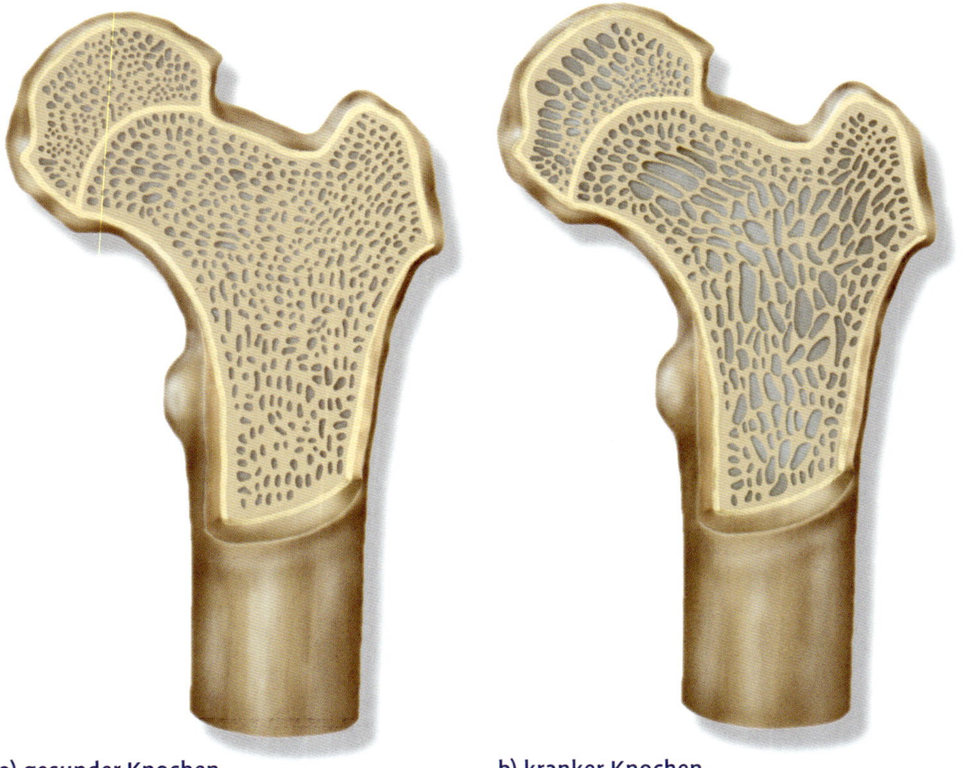

a) gesunder Knochen b) kranker Knochen

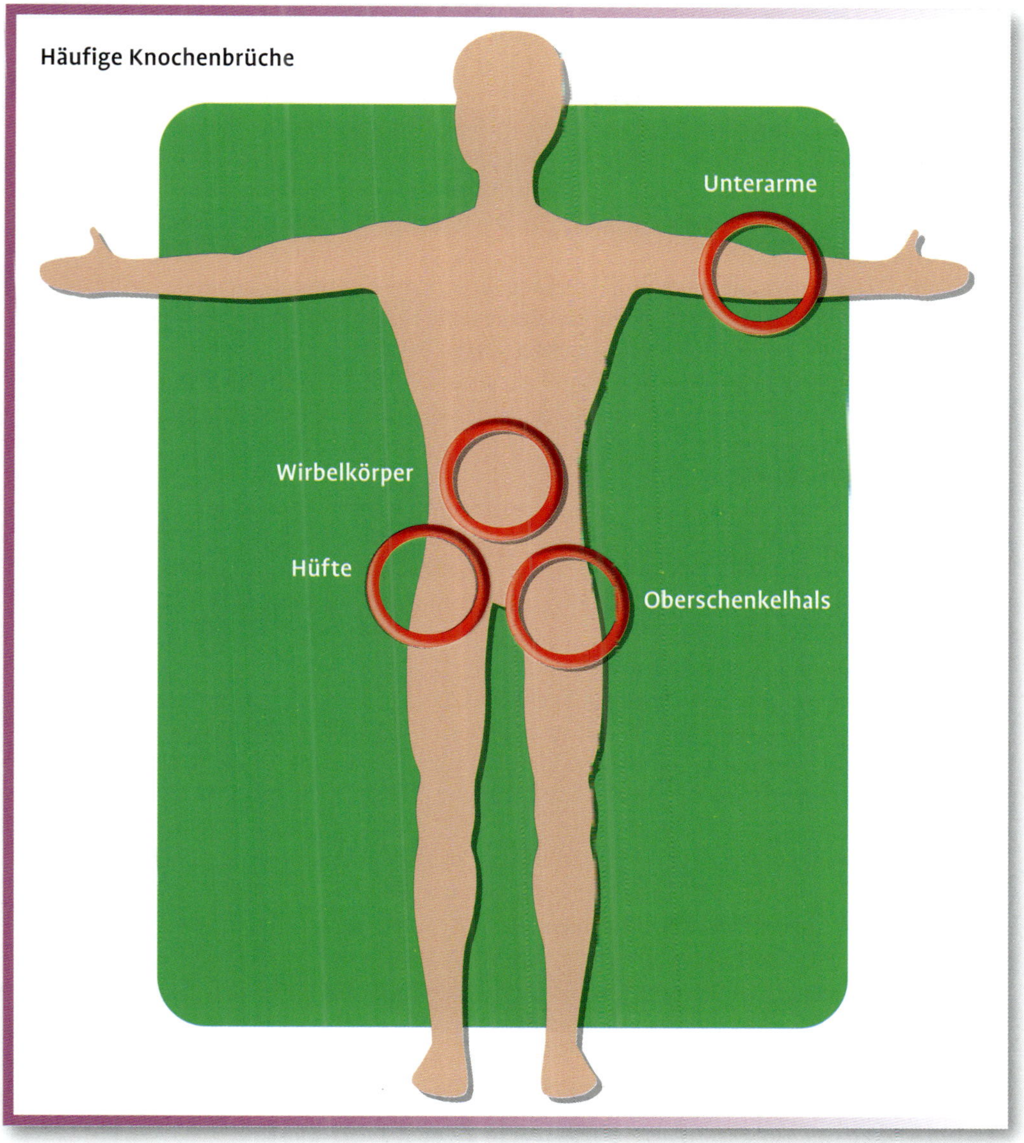

Osteoporose ist eine Stoffwechselkrankheit, die dazu führt, dass sich die Struktur und die Funktion der Knochen und Knochenmasse verändert. Die Knochen werden porös, dünner und es kommt häufiger zu Knochenbrüchen und Verletzungen. Besonders oft sind dabei Oberschenkel, Unterarm und Wirbelsäule betroffen.

Die Anzahl der an Osteoporose erkrankten Menschen nimmt stetig zu. Vor allem Frauen (ca. 8 x häufiger als Männer) und über 70-Jährige sind anfällig, Osteoporose zu bekommen. Aber auch unausgewogene Ernährung und Bewegungsmangel können Risikofaktoren darstellen.

Erfreulich ist, dass man sich gegen Osteoporose schützen und selbst etwas dagegen tun kann. Besonders wichtig ist, dass man schon in jungen Jahren Vorsorge trifft und versucht, starke Knochen aufzubauen. Dabei helfen eine kalziumreiche Ernährung, viel Bewegung und eine gesunde Lebensführung.

• Prävention gegen Osteoporose

- **Ausreichende Kalziumversorgung**
  Unsere Knochen brauchen Kalzium für den Knochenaufbau und -erhalt. Eine ausreichende Kalziumversorgung ist somit für die Knochenbeständigkeit außerordentlich wichtig. Vor allem in Milch, Milchprodukten, aber auch in Brokkoli, Spinat und Lauch befindet sich das mineralische Element Kalzium. Der Bedarf kann daher gut über die tägliche Ernährung gedeckt werden.
- **Viel Vitamin C**
  Vitamin C (Ascorbinsäure) kommt in Früchten (besonders Zitronen), Kartoffeln, grünen Pflanzen, Milch und Leber vor. Es spielt eine wichtige Rolle bei der Aufnahme und Speicherung von Eisen. Ein Mangel verursacht Blutungsneigung zum Beispiel des Zahnfleisches und der Haut sowie Infektionsanfälligkeit. In der Regel ist Vitamin C in den meisten Nahrungsmitteln in ausreichender Menge enthalten, sodass bei einer ausgewogenen Ernährung keine Mangelerscheinung auftreten dürfte.
- **Zu hoher Alkoholkonsum**
  Übermäßiger Konsum von Alkohol ist zu vermeiden, da er der Leber und dem Körper schadet.
- **Zink und Kupfer**
  Spurenelemente wie Zink und Kupfer können ebenfalls über die Nahrung (Salat, Orangensaft) aufgenommen werden und sind für den gesunden Knochenaufbau wichtig.
- **Kein Rauchen**
  Nikotin schadet dem Körper allgemein.
- **Sonnenschein und frische Luft** (mit Sonnenschutz)
  Bei Sonnenstrahlung wird das Vitamin D in der Haut gebildet. Dieses sorgt dafür, dass das wichtige Kalzium ins Blut gelangt. Vitamin D ist absolut notwendig für die Skelettentwicklung und ein Mangel führt zu einer Skelettveränderung.
- **Viel Bewegung**
  Viel Bewegung steigert die Lebensfreude und stärkt das Immunsystem. Unsere Knochen brauchen Bewegung, damit Abbauvorgänge minimiert werden.
- **Sportarten mit leichten Stoßbelastungen**
  Erwiesen ist, dass Sportarten mit leichten Stoßbelastungen den Knochen gut tun und vor Osteoporose schützen können. Knochen, Gelenke und Muskeln werden zum Beispiel beim Tennis, Aerobic oder Joggen auf eine Weise gefordert, sodass sie dabei auch gestärkt werden. Aber wie überall gilt auch hier: Niemals übertreiben!
- **Gesundheitsbewusstes und gezieltes Krafttraining**
  Auch gezieltes und dosiertes Krafttraining hat sich als wirkungsvolle Maßnahme erwiesen, dem Knochenschwund entgegenzuwirken. Hier werden Muskeln, Gelenke und Knochen für die tägliche Halte- und Stützarbeit fit gemacht.

• Trainingstipps

Beim Osteoporosetraining sollte auf eine ausgewogene Muskelkräftigung Wert gelegt werden. Im Wesentlichen geht es darum, dass der Halte- und Bewegungsapparat und damit verbunden die Muskeln und Knochen (Knochendichte) gestärkt werden.

Wer schon unter akuter Osteoporose leidet, muss unter Anleitung seines Arztes ein Krafttraining erstellen lassen. Denn die Auswahl der Maschinen, die Anzahl und die Intensität aller Übungen müssen speziell angepasst und laufend kontrolliert werden.

Kraftgeräte: Beinpresse, Abduktoren, Adduktoren, Seilzüge (Bizeps und Trizeps), Brustmaschine, Bauchmaschine, Rückenmaschine
Kleingeräte: Brasils®, Multiroll Functional®

5.3 Sturzprophylaxe

Sturzprophylaxe ist, wie der Name schon sagt, die Vorsorge, Stürze zu vermeiden. Auch wenn bei älteren Menschen das Sturzrisiko steigt, so kann es doch jeden treffen. Denn Stürze sind immer ungewollt, plötzlich, unerwartet und können überall passieren – sei es die Bordsteinkante auf der Straße, kleine Verästelungen auf Waldwegen, herumliegendes Spielzeug oder Türschwellen, um nur einige Orte zu nennen.

Oftmals gehen Stürze glimpflich aus und man hat sich „nur" einen blauen Fleck oder eine leichte Prellung zugezogen. Aber manchmal kann es auch zu unschönen Schulterverletzungen und Brüchen kommen. Besonders betroffen ist das Handgelenk, da man hiermit versucht, den Sturz abzufangen. Wer schon einmal richtig heftig gestürzt ist, kennt das Gefühl der Angst. Man wird unsicher und ängstlich. Gerade ältere Menschen trauen sich immer weniger zu und verlassen ungern ihre bekannte Umgebung.

Aber gerade damit beginnt der Teufelskreis. Wer sich zu Hause aufhält, bewegt sich und damit auch seine Muskeln weniger. Unser Körper hat die Eigenschaft, möglich energiesparend zu arbeiten. Er baut alles ab, was er meint, nicht zu benötigen. Das heißt, wer seine Muskeln nicht aktiv bewegt, wird immer schwächer und verliert an Muskelkraft. Je schwächer die Muskeln, umso größer ist das Risiko zu stürzen.
Was können wir selber tun, um Stürze zu verhindern?

Zum einen sollte man ein gezieltes und gesundes Kraftausdauertraining betreiben und zum anderen das Gleichgewicht schulen. Beides ist bis ins hohe Alter trainierbar, denn ein regelmäßiges Bewegungstraining minimiert das Risiko zu stürzen.

• Prävention gegen Stürze

- **Gleichgewichtstraining**
  Das Gleichgewicht stabilisiert den Körper in jeder Lage, egal ob beim Gehen, Sitzen oder Laufen. Nur so sind zielgerichtete Bewegungen möglich. Je älter der Mensch wird, um so mehr lässt die Gleichgewichtsfähigkeit nach. Man wird unsicher und fällt leichter.
  Gleichgewicht ist aber wie die Kraft und Ausdauer bis ins hohe Alter trainierbar. Wer träge und faul ist, wird mehr Probleme mit einem sicheren Stand und Gang haben, als aktive und sportliche Menschen. Mit vielfältigen Übungen im Stand und im Gehen, die bis an die Grenzen der Stabilität gehen, kann Vorsorge gegen Stürze betrieben werden.
- **Krafttraining**
  Ein gezieltes und auf das jeweilige Alter abgestimmtes Krafttraining führt zur Kräftigung der Muskulatur und kann einem Muskelschwund entgegenwirken. Krafttraining ist nicht gleichzusetzen mit „Muckitraining" und „Bodybuilding", sondern soll als Aufbautraining verstanden werden. Ziel ist die Stärkung der Muskeln, damit Stürze verhindert werden.
- **Mehrdimensionales Training**
  Mit mehrdimensionalem Training ist eine Mehranforderung gemeint, die es zulässt, mehrere Dinge gleichzeitig zu tun. Bei älteren Menschen lässt häufig das Zusammenspiel und Ver-

knüpfen von verschiedenen Handlungsabläufen nach. Man kann sich nur noch auf eine Sache konzentrieren und verliert leicht den Überblick. Zielgerichtetes Handeln und Meistern von Alltagsbewegungen fallen schwer. Auch die Reaktions- und Orientierungsfähigkeit schwindet, was zu Problemen im Straßenverkehr führen kann.
Durch spezielles Training, in dem mehrere Aufgaben gelöst werden müssen, kann gegen den Abbau der koordinativen Fähigkeiten gearbeitet werden.

Der Begriff **Koordination** steht für das physiologische Zusammenwirken des zentralen Nervensystems und der Skelettmuskulatur während eines Bewegungsablaufes. Koordinierte Bewegungen zeichnen sich durch das Können aus, das eigene Bewegungsgleichgewicht im richtigen Moment zu finden, die Kräfte zu dosieren und die Geschwindigkeit zu steuern.

• Trainingstipps

Das A und O beim Sturzprophylaxetraining ist die Schulung des Gleichgewichtes. Gleichgewicht kann aber nicht mit schlaffer, inaktiver Muskulatur aufgebaut werden. Deshalb ist auch auf ein gezieltes Krafttraining, im Sinne des Ganzkörpertrainings, nicht zu verzichten.

Kraftgeräte: Beinpresse, Nackenziehen, Nackendrücken, Bauch, Rücken, Hüftbeuger und Gesäß
Kleingeräte: Aero-Step®, Powerball®, Redondoball® (auch in Kombination mit Aero-Step® = Multidimensionales Training)

6 Trainingsgestaltung und Übungskatalog

Da der Mensch bereits ab dem 30. Lebensjahr an Muskelmasse verliert, sollte schon von diesem Lebensabschnitt an über ein konsequentes und gesundheitsbewusstes Krafttraining nachgedacht werden. Besonders wichtig ist dies für Personen, bei denen in der Familie ein Osteoporose-Fall bekannt ist. Auch nach längerer Krankheit, Knochenbrüchen oder Operationen ist ein Krafttraining unabdingbar und von entscheidender Wichtigkeit. Denn durch ein gezieltes Muskelaufbautraining kann die Rehabilitationszeit bis auf die Hälfte minimiert werden.

6.1 Gesundheitsbewusstes Gerätetraining

Für ein gesundheitsbewusstes Krafttraining an Geräten empfiehlt sich in der Regel ein gezieltes Ganzkörpertraining. Hier kommt es zur Kräftigung aller Muskelgruppen der Beine, Arme, des Oberkörpers und des Schultergürtels. Nur unter ganz besonderen Umständen, zum Beispiel nach Verletzungen, Operationen und in der Rehabilitationsphase kann ein spezielles Krafttraining eingesetzt werden. Hier werden zielgerichtet nur einzelne Muskelpartien trainiert und dadurch versucht, wieder den Sollzustand herzustellen.

Wer unter normalen Rückenproblemen leidet, sollte trotzdem oder gerade deshalb nicht nur die Rückenmuskulatur stärken, sondern auch die Bauch- und Brustmuskulatur. Denn sonst würde es zu einer Dysbalance der Muskulatur kommen und die Probleme würden sich langfristig weiter verstärken.

***Achtung:* Bei Rund-, Hohl- oder Flachrücken vorsichtshalber einen Orthopäden oder Physiotherapeuten fragen, da hier im richtigen Verhältnis der verschiedenen Muskelgruppen trainiert werden muss. Ein Hohlrücken im Lendenwirbelbereich hat z. B. eine stärkere Rückenmuskulatur im Verhältnis zur Bauchmuskulatur. Deshalb darf die Rückenmuskulatur nicht noch weiter aufgebaut werden.**

Im Folgenden werden gängige Trainingsgeräte gezeigt, die sich jedoch von Hersteller zu Hersteller im Aussehen, nicht in der Funktionsweise, unterscheiden. Bei der Auswahl wurden Geräte bevorzugt, die mehrere Muskelgruppen ansprechen. So fiel die Wahl auf die Brustpresse/Brustmaschine (Hauptmuskel: Brust, aber im gewissen Maße auch Armmuskeltraining – Trizeps) und nicht auf die Butterfly-Maschine, die eine isolierte Bewegung darstellt (nur Brustmuskel).

Schließlich sollen beim Gesundheitstraining vorwiegend die großen Muskelgruppen (Bauch, Brust, Rücken, Beine) trainiert und die kleineren Muskelgruppen (z. B. Arme, Waden) nicht unbedingt separat angesprochen werden. Diese sollen indirekt mit den Grundübungen mittrainiert werden. So ist es völlig ausreichend, den gesamten Körper mit etwa 8 verschiedenen Übungen vollständig und ausreichend zu beanspruchen.

• Gerätetraining

» Trainieren Sie jeweils mit 15–20 Wiederholungen in 2–3 Sätzen.
» Erst wenn 20 Wiederholungen in allen 3 Sätzen (mit dem gleichen Gewicht) spielend geschafft worden sind, sollte das Gewicht erhöht werden.

Wiederholung	= wie oft absolviere ich die Übung; Wiederholungszahl
Satz	= abgeschlossene Wiederholungszahl einer Übung

• Krafttrainingsübungen

Brustpresse

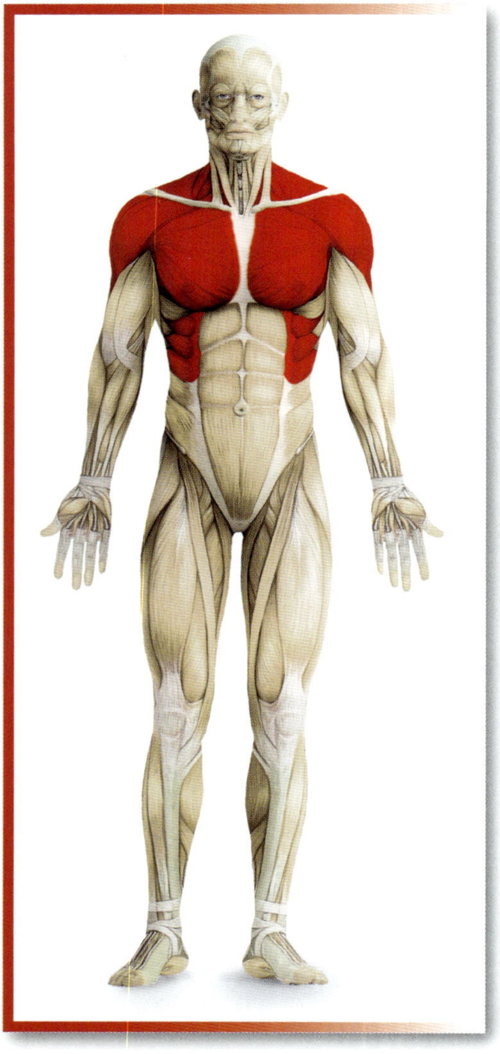

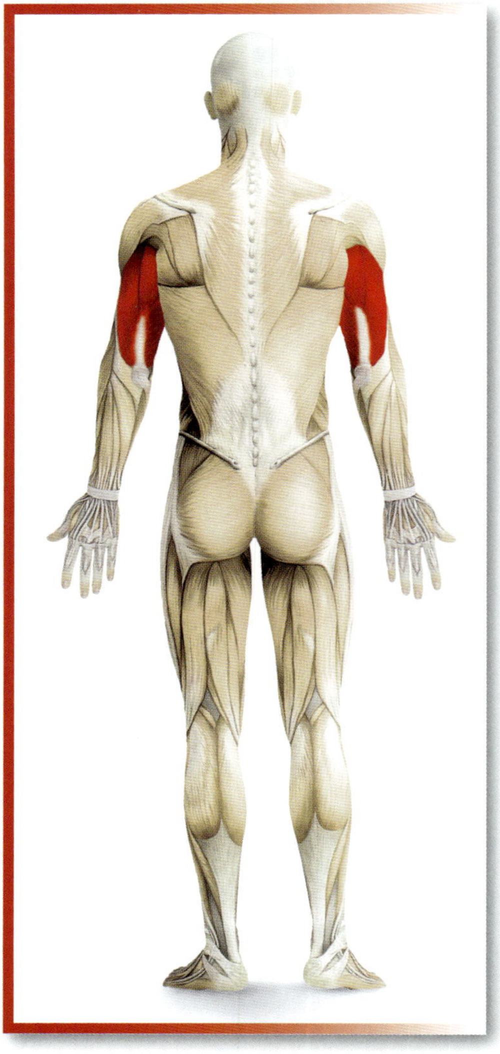

Immer wenn die Arme gegen einen Widerstand nach vorne bewegt werden, trainieren wir unsere Brustmuskeln. Dabei ist es egal, ob die Arme gebeugt, gestreckt oder angewinkelt sind. Bei der Brustpresse wird gleichzeitig noch der Armstrecker trainiert.

Muskelgruppe:
Brustmuskulatur, Armstrecker (Trizeps)

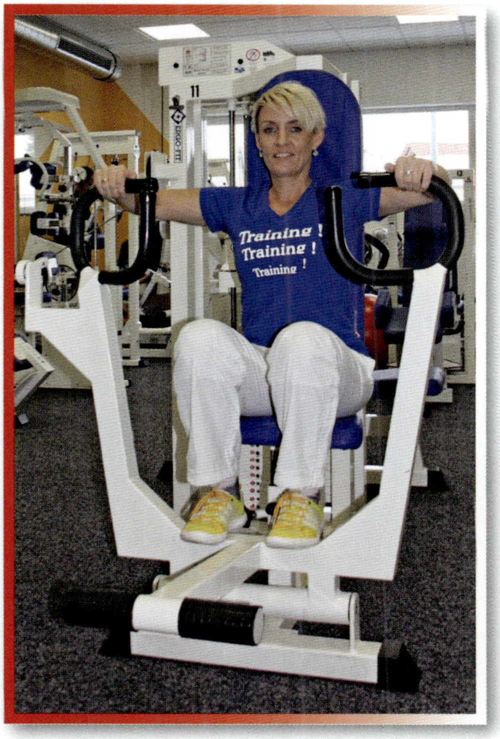

Ausgangsposition

Ausgangsposition:
Der Sitz sollte so eingestellt werden, dass die Schulterachse etwas oberhalb der Griffe liegt und die Füße Kontakt zum Boden haben. In der Ausgangsstellung sind die Ellbogen angehoben und die Oberarme bilden die Verlängerung zur Schulter.

Übungsausführung:
Jetzt werden die Arme gegen den Widerstand nach vorne gedrückt und anschließend wieder zurück zur Ausgangsposition.

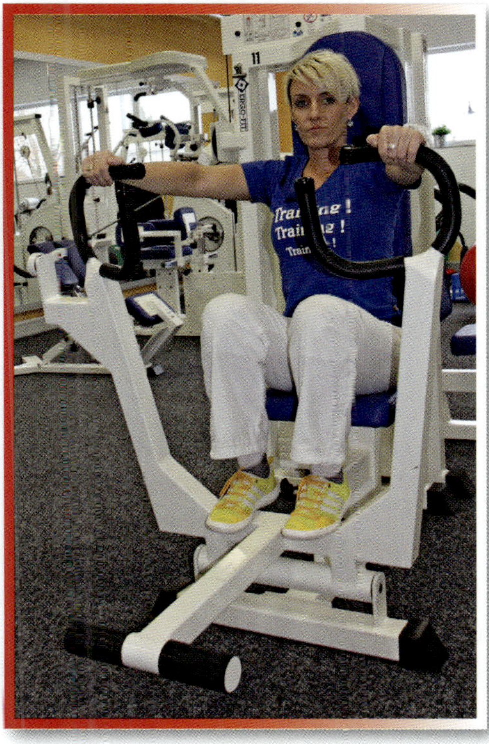

Endposition

Hinweise:
Die Arme sollten nicht ganz durchgedrückt werden und die Handgelenke müssen eine Linie mit den Unterarmen bilden. Vorsicht vor Gelenkschmerzen! Bei manchen Fabrikaten sind die Hebelverhältnisse nicht ganz optimal, sodass für eine korrekte Bewegungsausführung die Füße besser aufs Gerät gestellt werden. Wenn die Brustpresse über zwei Griffpositionen verfügt, wechseln Sie regelmäßig, etwa alle 3 Wochen, die Griffvarianten.

Rückenstreckbank

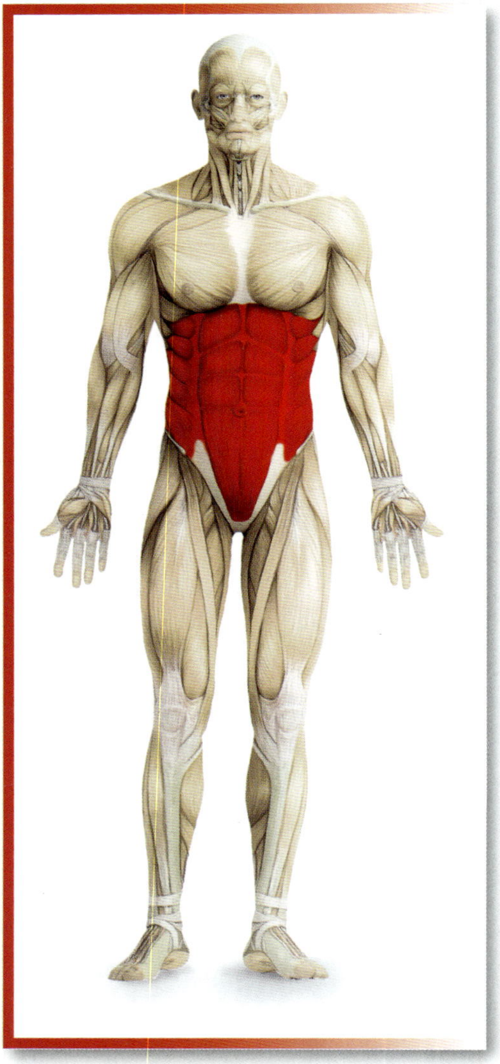

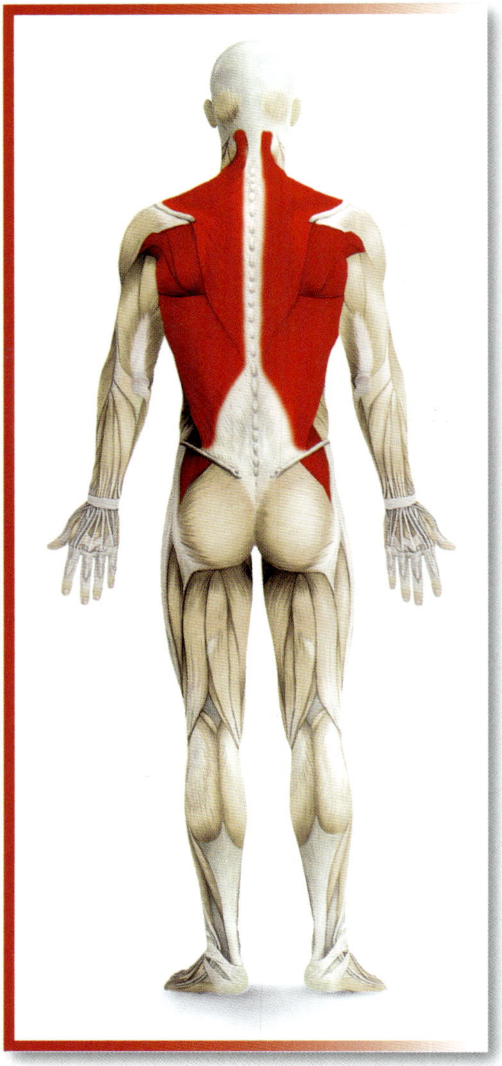

Immer wenn sich der Rücken nach hinten bewegt und gestreckt wird, werden die Rückenstrecker trainiert.

Muskelgruppen:
lange Rückenstrecker, vorwiegend der untere Teil des Rückens im Lendenbereich

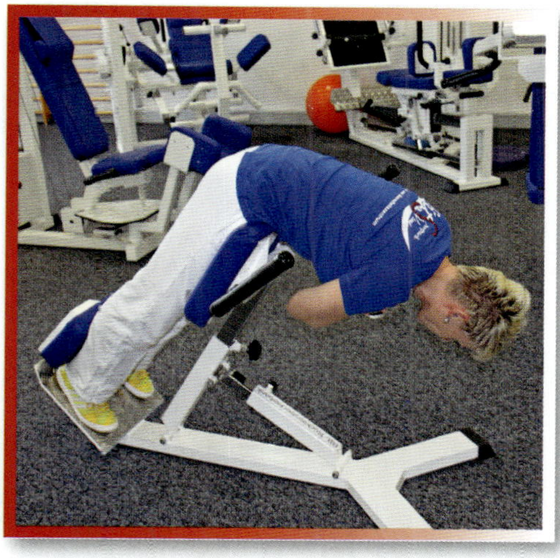

Ausgangsposition

Ausgangsposition:

Stellen Sie das Beckenpolster so ein, dass sich Ihre Hüfte frei bewegen kann und es zu keinen Druckstellen kommt. Die Füße sind komplett auf der Plattform und die Fersen liegen an der Kante an. Der Oberkörper wird nach vorne abgesenkt und die Arme sind vor der Brust gekreuzt.

Übungsausführung:

Den Oberkörper langsam und nicht ruckhaft nach oben führen, sodass er mit den Beinen eine gerade Linie bildet.

Hinweise:

Achten Sie darauf, dass Sie kein Hohlkreuz bilden und der Rücken immer gerade ist. Die Armposition kann variabel gestaltet werden. Nimmt man die Arme nach hinten auf die Lendenwirbelsäule, dann ist die Übungsausführung einfacher. Nimmt man die Hände hingegen in den Nacken, dann ist die Übung erschwert.

Variante:

Ersatzweise kann für die Rückenstreckbank auch die Rückenstreckmaschine eingesetzt werden.

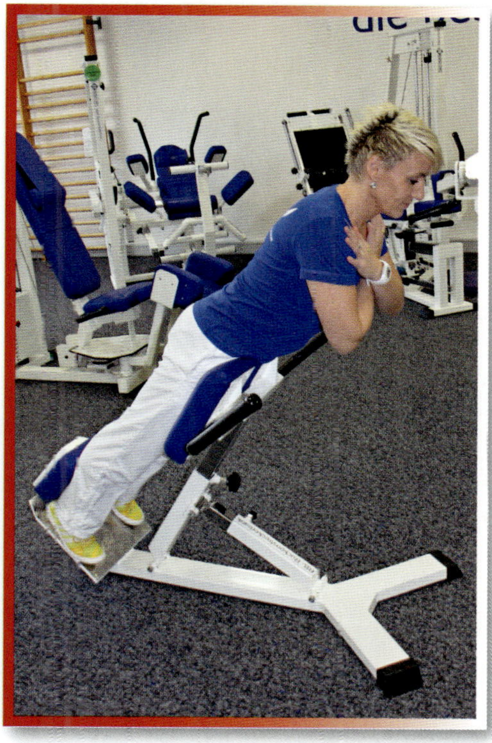

Endposition

Rückenstreckmaschine

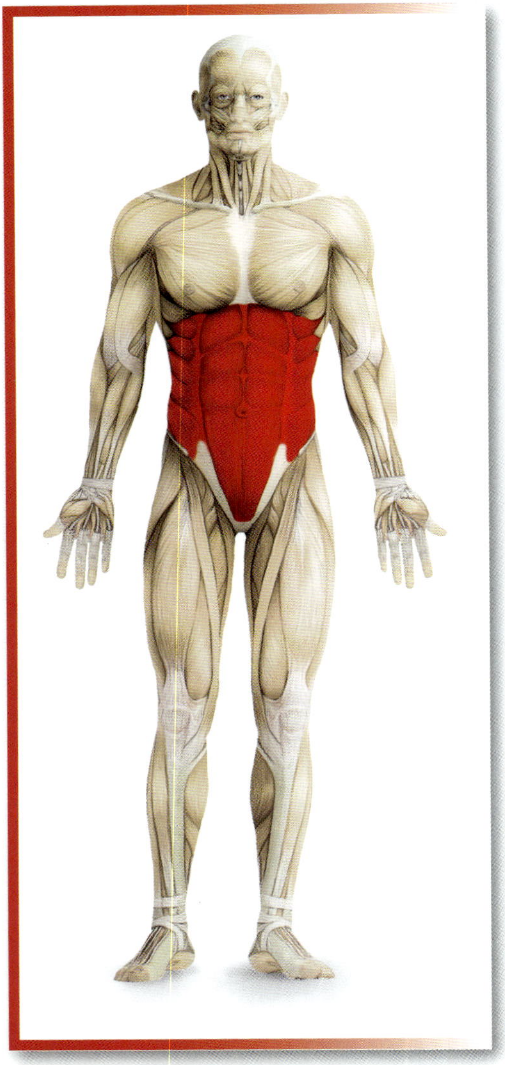

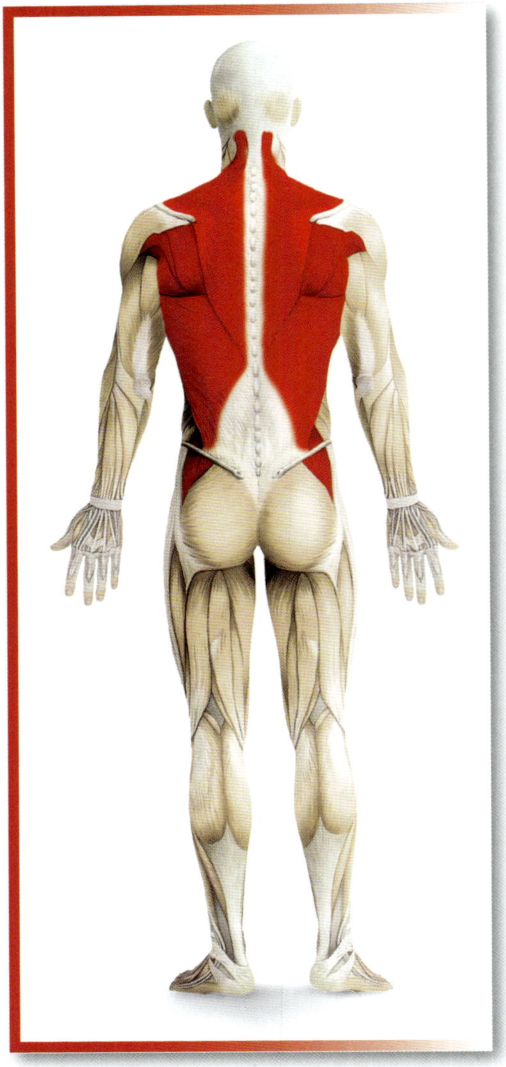

Immer wenn sich der Rücken nach hinten bewegt und gestreckt wird, werden die Rückenstrecker trainiert.

Muskelgruppen:
lange Rückenstrecker, vorwiegend der untere Teil des Rückens im Lendenbereich

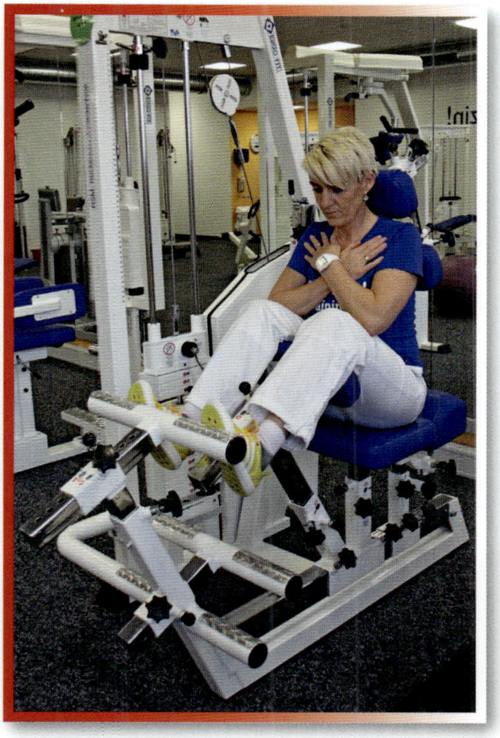

Ausgangsposition

Ausgangsposition:
Stellen Sie die Maschine so ein, dass sich das Rückenpolster auf Höhe der Schulterblätter und sich die Kopfstütze am Hinterkopf befindet. Der Oberkörper muss leicht nach vorne geneigt sein. Bei manchen Fabrikaten sind die Füße auf einer Plattform fixiert. In unserem Beispiel werden die Beine über ein Polster gelegt, sodass sich dieses in den Kniekehlen befindet.

Übungsausführung:
Langsam nach hinten bewegen, sodass man fast in der Waagerechten ist. Dann wieder zur Ausgangsposition zurückkehren.

Hinweise:
Diese Übung ist sehr gut für Anfänger und ältere Personen geeignet und kann auch mit höherem Widerstand gut ausgeführt werden. Achtung vor Überschätzung des Gewichtes!

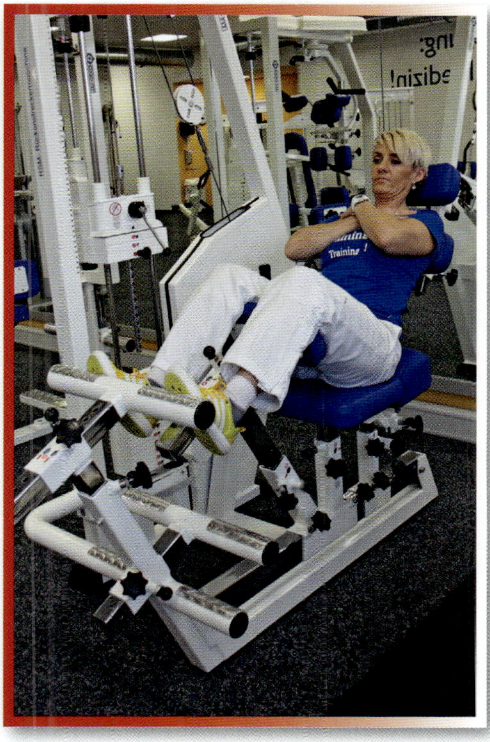

Endposition

Bauchmaschine/Bauchpresse

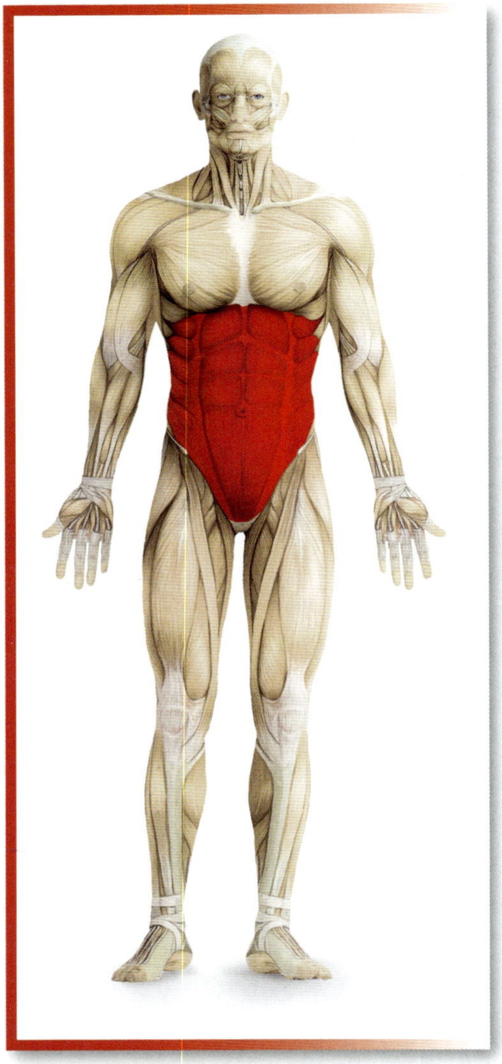

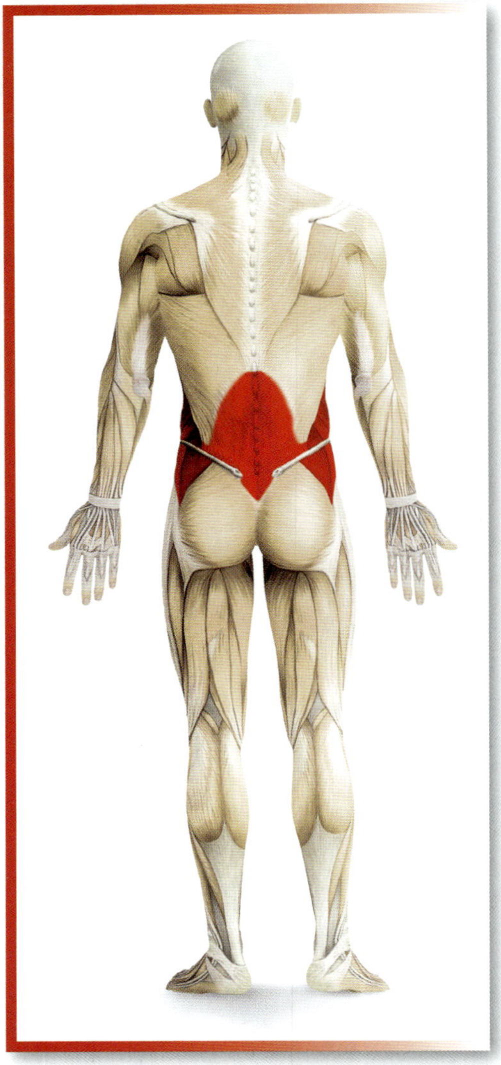

Immer wenn sich den Bauch nach vorne bewegt und gebeugt wird, werden die Bauchmuskeln trainiert.

Muskelgruppen:
Gerade und schräge Bauchmuskeln

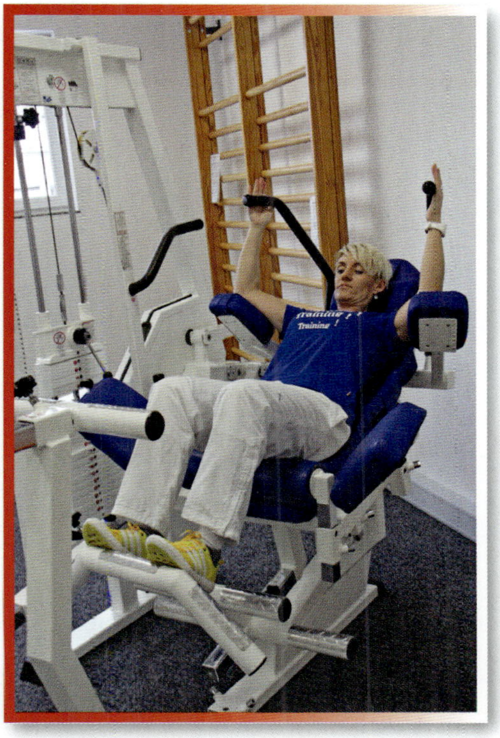

Ausgangsposition

Ausgangsposition:
Setzen Sie sich in das Gerät, sodass Ober- und Unterschenkel etwa 90 Grad bilden. Die Hände sind locker an den Griffen.

Übungsausführung:
Mithilfe der Arme wird der Rumpf gebeugt, sodass sich das Brustbein so weit wie möglich dem Schambein annähern kann. Die Kraftübertragung erfolgt aus den Oberarmen und wird nicht mit den Händen ruckartig ausgeführt.

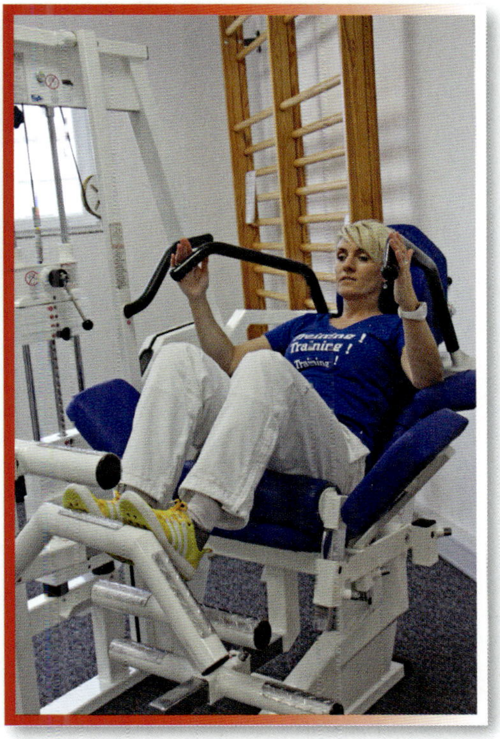

Endposition

Hinweis:
Diese Übung ermöglicht optimal, das Gewicht dem Kraftniveau des Trainierenden anzupassen. Somit kann ohne Risiko sowohl mit wenig Gewicht für Gesundheitssportler als auch mit hohem Gewicht für Leistungssportler trainiert werden.

Nackenziehen

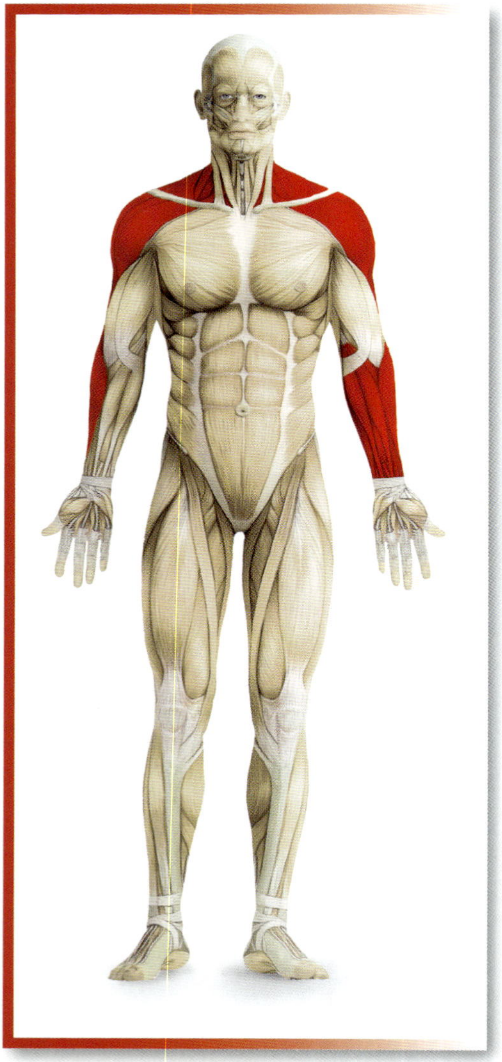

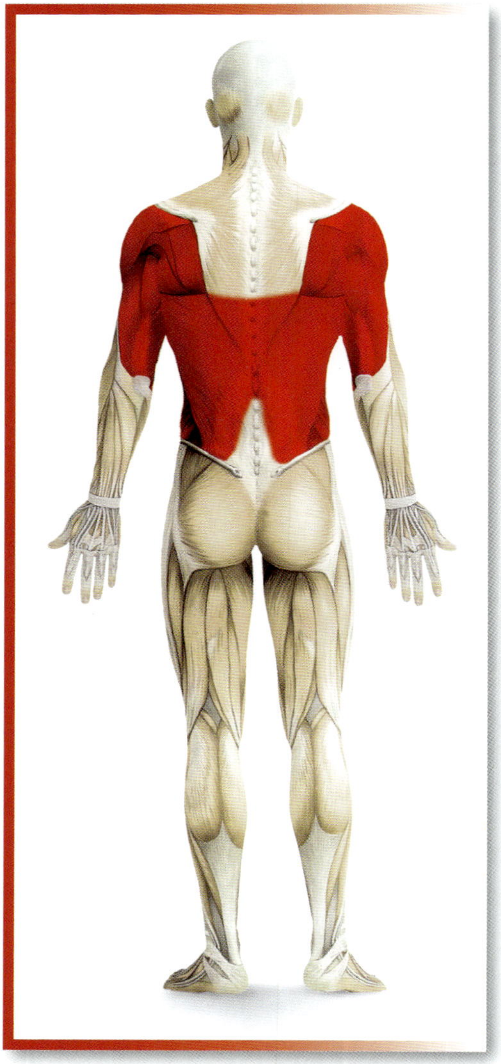

Immer wenn die Arme gegen einen Widerstand nach unten oder hinten bewegt werden, wird der obere Rücken trainiert.

Muskelgruppen:
Breiter Rückenmuskel, Armbeuger (Bizeps)

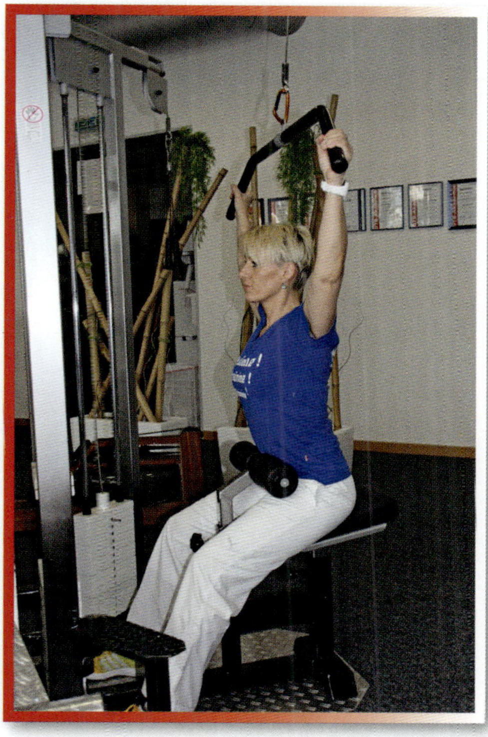

Ausgangsposition

Ausgangsposition:
Setzen Sie sich so hin, dass die Füße einen stabilen Stand haben und die Oberschenkel mit den Rollen fixiert sind. Halten Sie die Stange mit breitem Griff am schräg nach unten geneigten Teil.

Übungsausführung:
Ziehen Sie die Stange bis zum Nacken, sodass die Ellbogen dabei zur Seite geführt werden.

Hinweise:
Achten Sie darauf, dass Sie keinen „Schildkrötenhals“ machen und mit nach vorne gebeugtem, geradem Rücken arbeiten.

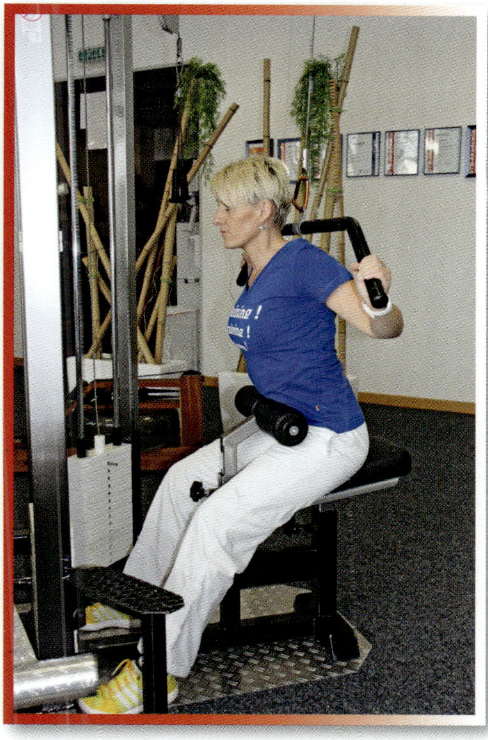

Endposition

Nackendrücken

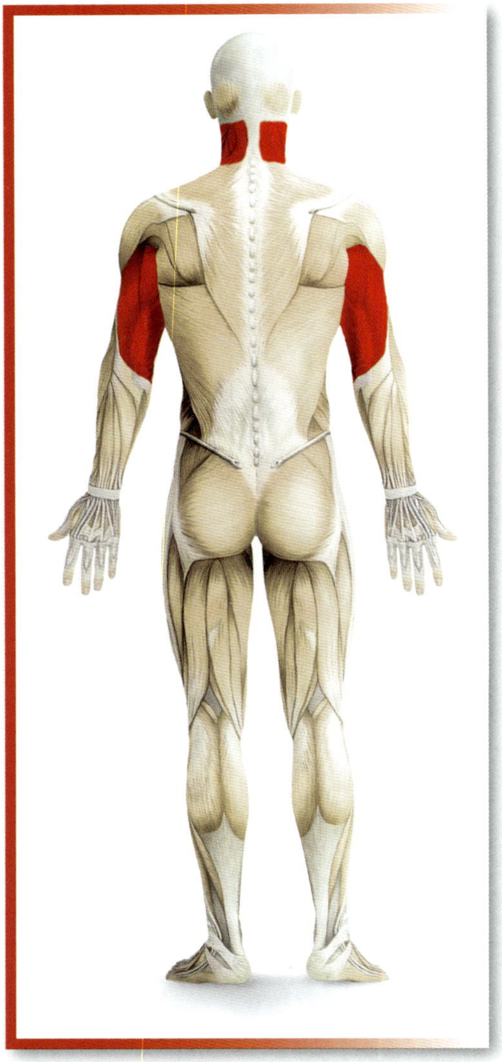 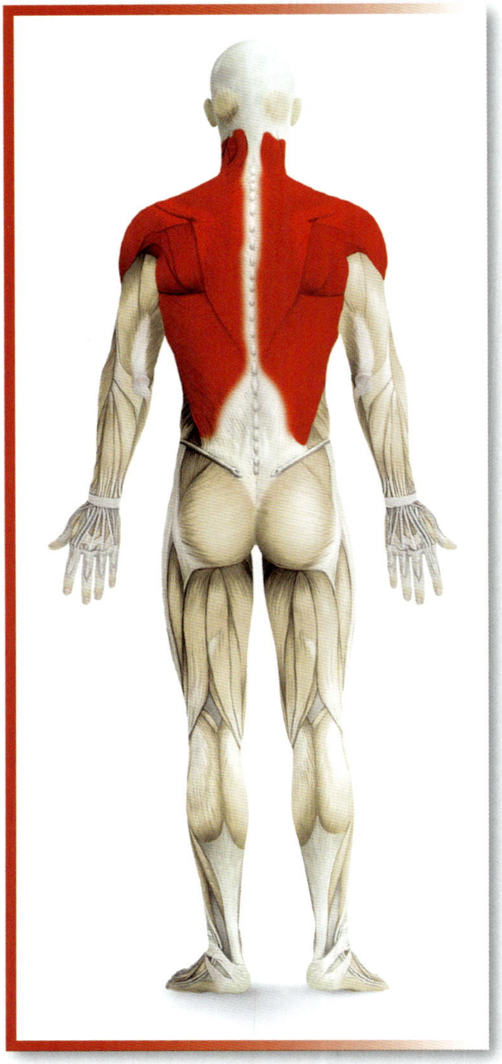

Immer wenn man seine Arme unter Gewicht nach oben drückt, wird die Schultermuskulatur trainiert.

Muskelgruppen:
Schultermuskulatur (Deltamuskel, Kapuzenmuskel), Armstrecker (Trizeps)

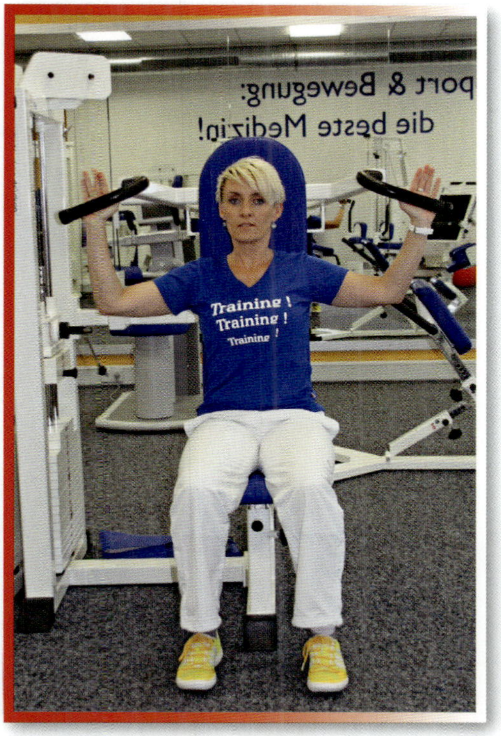

Ausgangsposition

Ausgangsposition:
Setzen Sie sich mit geradem Rücken hin, sodass der Rücken und das Becken am Rückenpolster anliegen, ins Trainingsgerät. Die Sitzhöhe sollte so gewählt werden, dass die Füße Bodenkontakt haben und sich die Griffstangen etwa in Augenhöhe befinden. Packen Sie die Griffe so an, dass im Ellbogengelenk ein 90-Grad-Winkel entsteht.

Übungsausführung:
Drücken Sie die Arme gegen den gewählten Widerstand nach oben, sodass am Ende die Arme nicht ganz durchgedrückt sind.

Hinweise:
Die Bewegungsausführung sollte gleichmäßig und kontrolliert durchgeführt werden. Die Handgelenke dürfen nicht abgeknickt werden, sondern in Verlängerung der Unterarme sein.

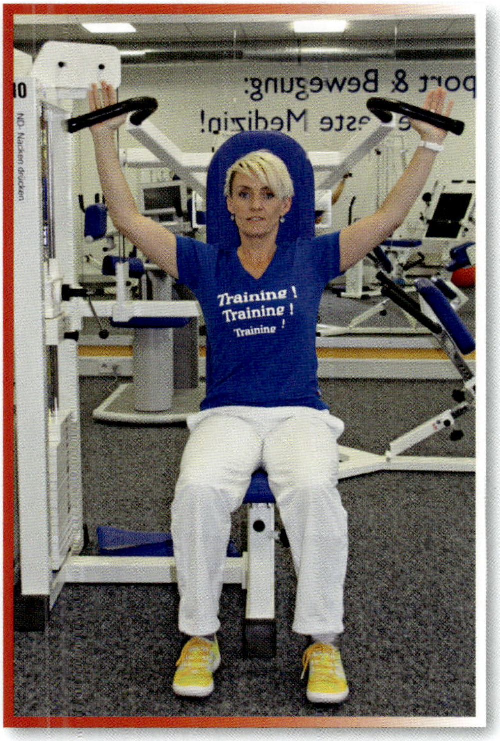

Endposition

Beinpresse

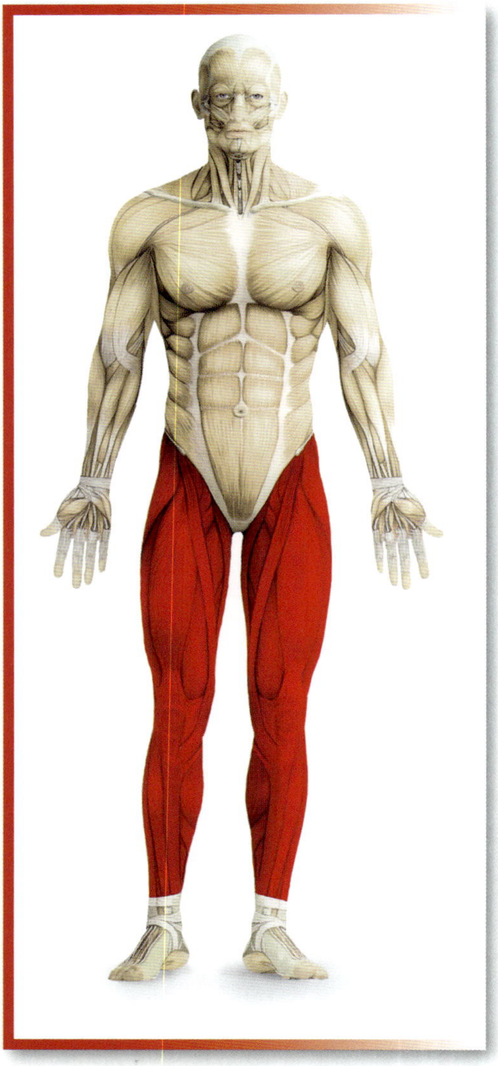

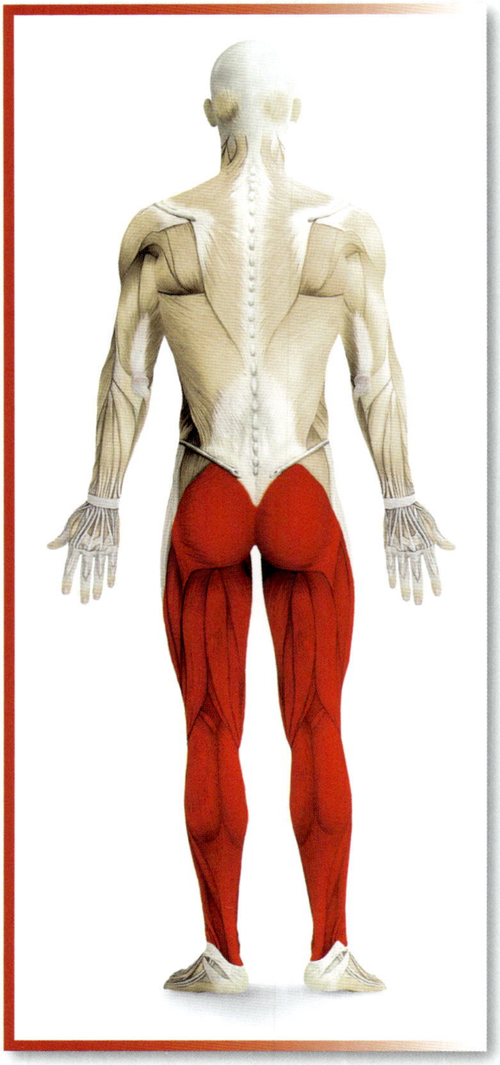

Immer wenn die Beine gegen einen Widerstand gedrückt werden, wird die Beinmuskulatur trainiert.

Muskelgruppen:
Schenkelmuskulatur, Gesäßmuskulatur

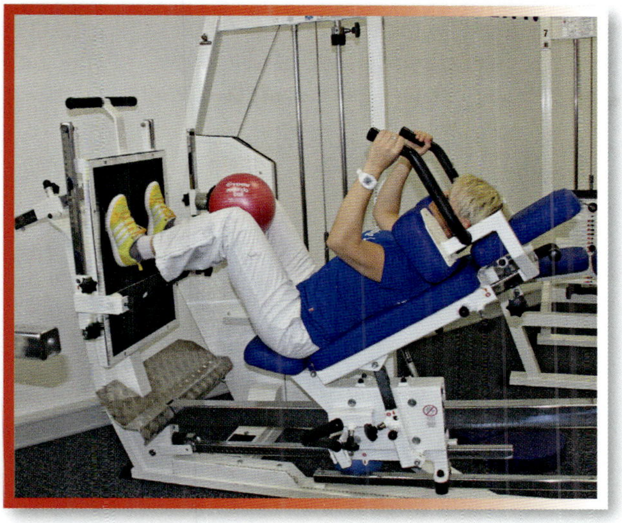

Ausgangsposition

Ausgangsposition:
Legen Sie sich mit dem Rücken auf den Geräteschlitten, sodass die Schultern unter den Polstern anliegen. Die Füße befinden sich etwa hüftbreit auf der Plattform und in den Kniegelenken entsteht ein 90-Grad-Winkel.

Übungsausführung:
Drücken Sie die Beine gleichmäßig von der Plattform weg, sodass sich der Schlitten nach hinten bewegt. In der Endposition sind die Kniegelenke nicht völlig durchgestreckt, damit diese nicht übermäßig beansprucht werden.

Hinweise:
Lassen Sie nie die Knie nach innen oder außen fallen. Gegebenenfalls nehmen Sie einen Redondoball zwischen die Knie.
Beinpressen gibt es in liegenden, sitzenden oder stehenden Ausführungen. Auch ist der Schlitten entweder beweglich oder starr und man drückt eine bewegliche Plattform von sich weg. Die verschiedenen Hebelverhältnisse oder auch die gewählten Fußpositionen lassen eine unterschiedliche muskuläre Belastung zu.

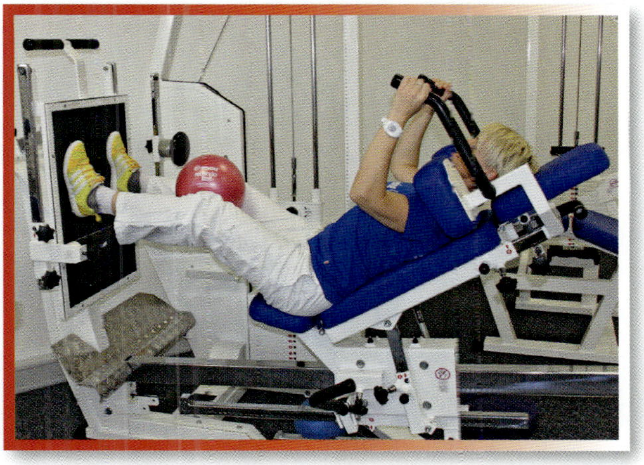

Endposition

Fußposition

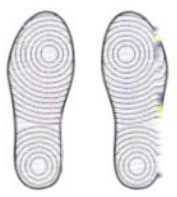

Füße am oberen Rand der Plattform = Kräftigung der Gesäßmuskulatur

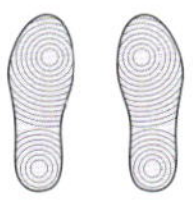

Füße am unteren Rand der Plattform = Kräftigung des Schenkelmuskels

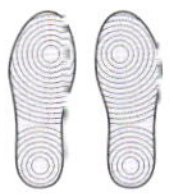

Füße eng zusammen = Kräftigung des Schenkelmuskels

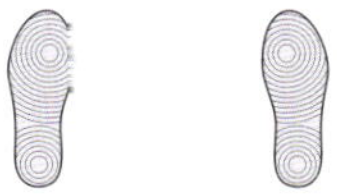

Füße weit auseinander = Kräftigung der Adduktoren

Die aufgeführten Übungen reichen völlig aus, um ein Ganzkörpertraining und spezielles Rückentraining durchzuführen. Wer aber ein Sturzprophylaxe- oder Osteoporose-Training ausführen möchte, der kann zusätzlich noch spezielle Bein-, Hüfte- und Gesäßtrainingsgeräte einsetzen.

Abduktoren

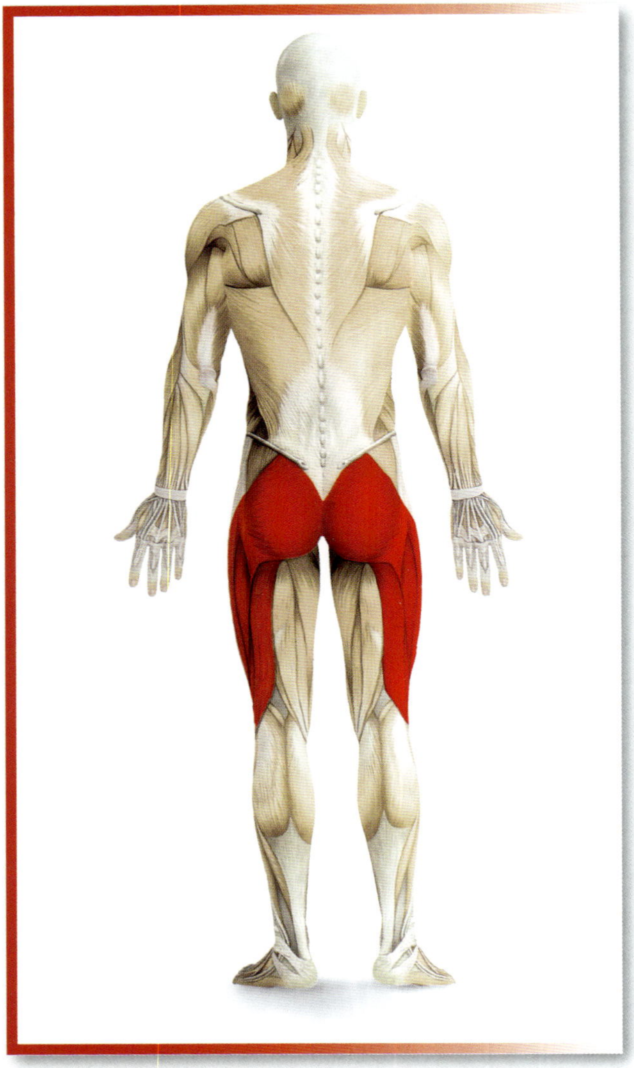

Immer wenn man die Beine gegen einen Widerstand zur Seite abdrückt, werden die Abduktoren trainiert.

Muskelgruppen:
Äußere Oberschenkelmuskulatur, Gesäßmuskulatur

Ausgangsposition:

Setzen Sie sich mit geradem Rücken in das Kraftgerät und packen Sie die vorgesehenen Griffe an. Beide Beine werden auf die Polster gelegt. Schon in der Ausgangsstellung sind die Beine etwas abgespreizt.

Übungsausführung:

Beide Beine werden gleichmäßig und ohne ruckartige Bewegung soweit wie möglich nach außen geführt. Danach geht die Bewegung wieder zur Ausgangsposition zurück.

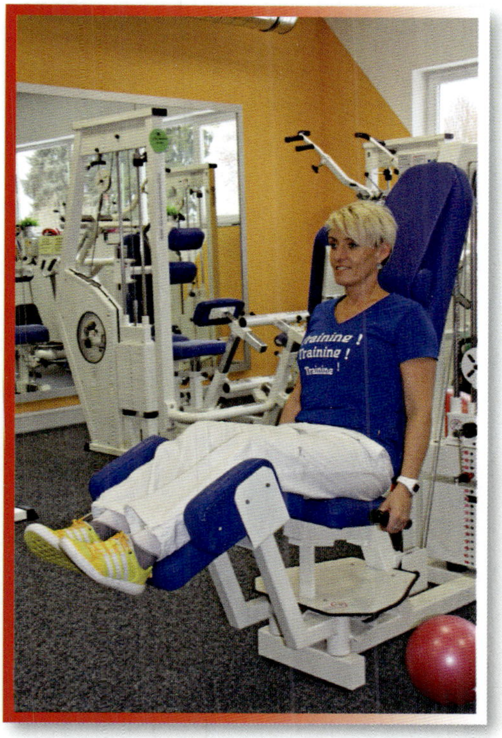

Ausgangsposition

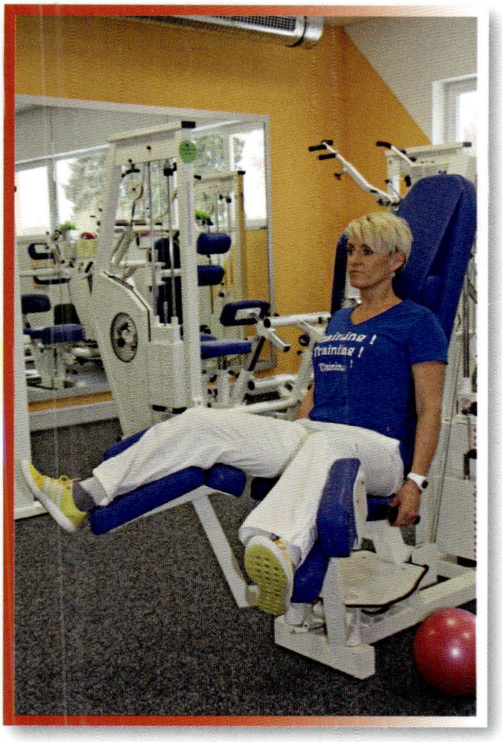

Endposition

Hinweise:

Da diese Muskulatur selten trainiert wird, kann es am Anfang zu einem Zittern der Muskulatur kommen. Solange es nicht zu Krämpfen kommt, ist dieses nicht weiter schlimm. Je öfter Sie trainieren, umso weniger wird das Zittern.

Adduktoren

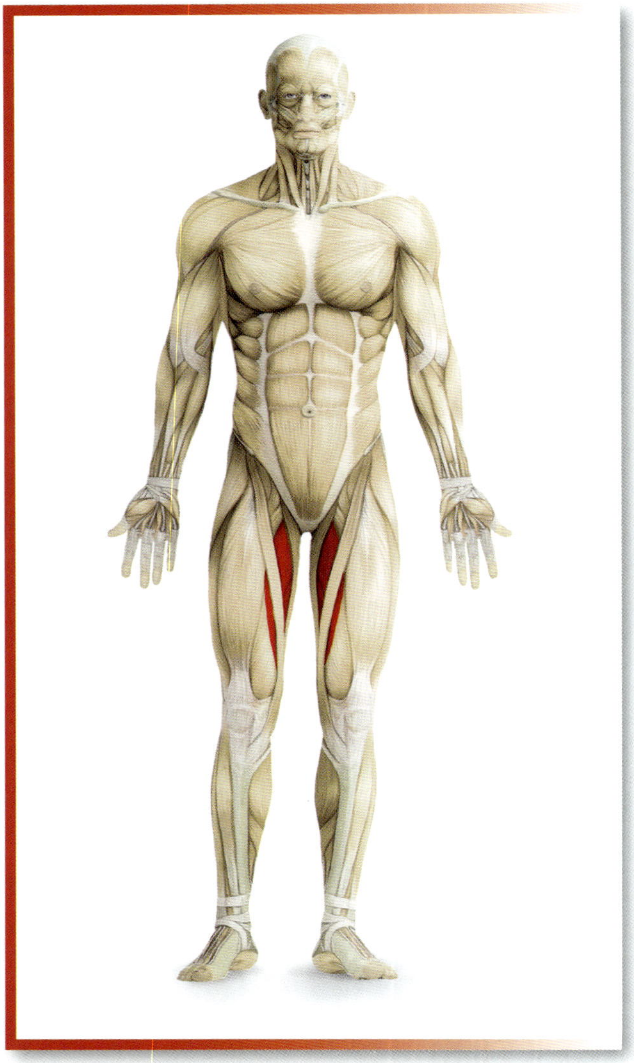

Immer wenn die Beine gegen einen Widerstand zusammengedrückt werden, werden die Adduktoren trainiert.

Muskelgruppen:
Innere Oberschenkelmuskulatur

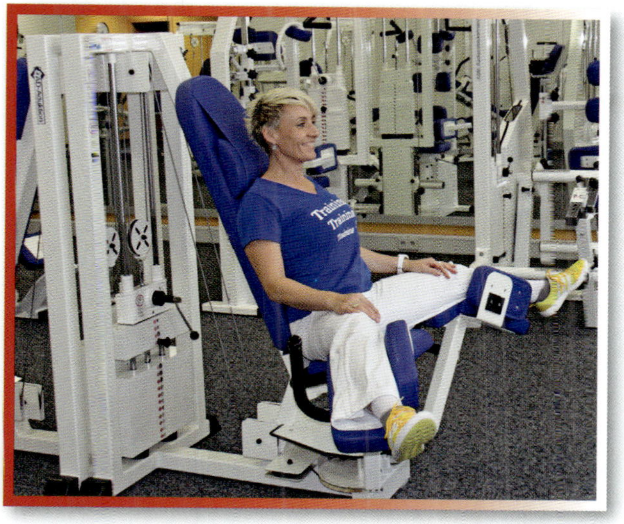

Ausgangsposition

Ausgangsposition:
Setzen Sie sich mit geradem Rücken in das Kraftgerät und packen Sie die vorgesehenen Griffe an. Beide Beine werden auf die Polster gelegt. In der Regel gibt es Einstiegserleichterungen, damit die Beine nicht schon von Anfang an zu weit abgespreizt sind.

Übungsausführung:
Beide Beine werden gleichmäßig und ohne ruckartige Bewegung zur Mitte geführt, sodass sich die Polster fast berühren. Anschließend geht es langsam zur Ausgangsposition zurück.

Hinweise:
Achtung vor Muskelschädigung bei zu hohem Gewicht. Das Gewicht sollte nur langsam erhöht werden. Vermeiden Sie ein Hohlkreuz.

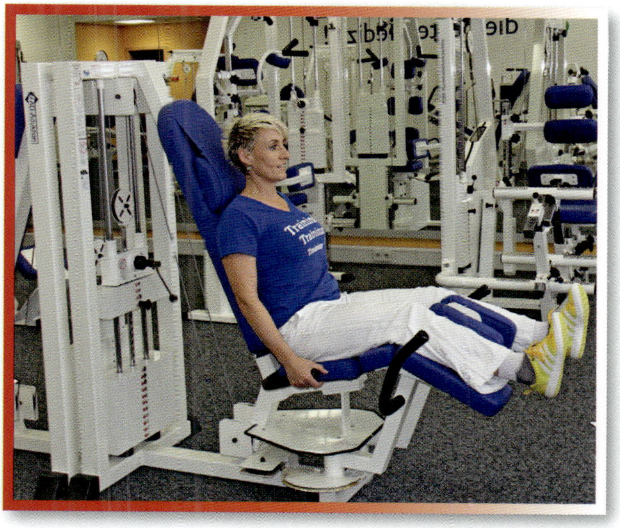

Endposition

Hüfte-Gesäß-„Glutaeusmaschine“

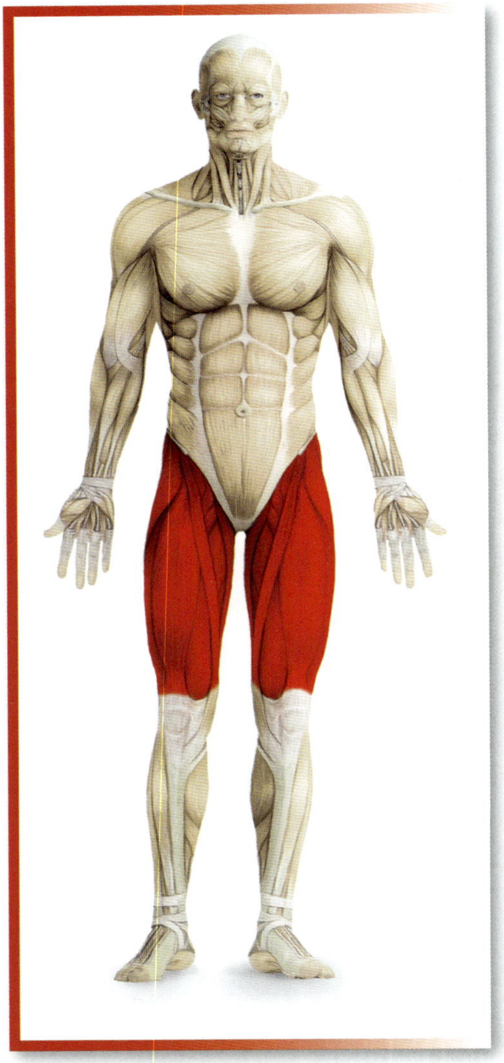

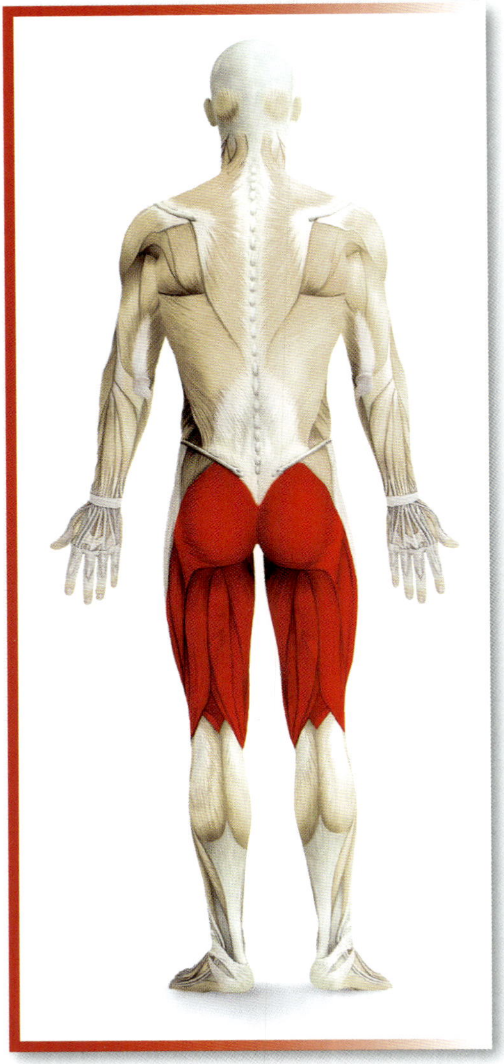

Immer wenn die Beine gegen einen Widerstand nach hinten gedrückt werden, wird die Gesäßmuskulatur trainiert.

Muskelgruppen:
Gesäßmuskulatur

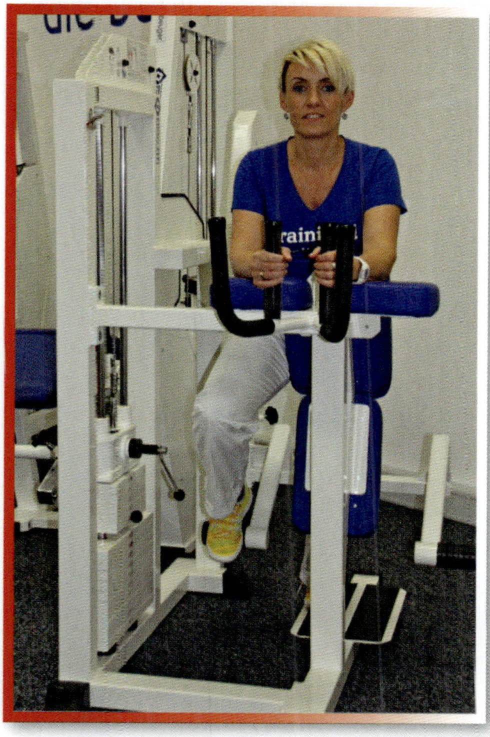

Ausgangsposition

Ausgangsposition:
Stellen Sie sich so in das Gerät, dass ein Teil vom Brustkorb sowie die Bauchmuskulatur auf dem Polster liegt. Die Unterarme werden gestützt und die Hände umklammern die vorgesehenen Griffe. Halten Sie den Rücken gerade und den Kopf in der Verlängerung der Wirbelsäule. Das Standbein steht fest auf der Plattform und das Schwungbein befindet sich auf dem beweglichen Hebel.

Übungsausführung:
Führen Sie das Schwungbein gegen den Widerstand nach hinten weg, bis der Oberschenkel mit dem Rumpf eine Linie bildet. Danach geht es langsam in die Ausgangsposition zurück.

Hinweise:
Vermeiden Sie die Bildung eines Hohlkreuzes und halten Sie Spannung im Rumpf, damit die Wirbelsäule entlastet wird. Die Bewegung sollte gleichmäßig und flüssig sein.

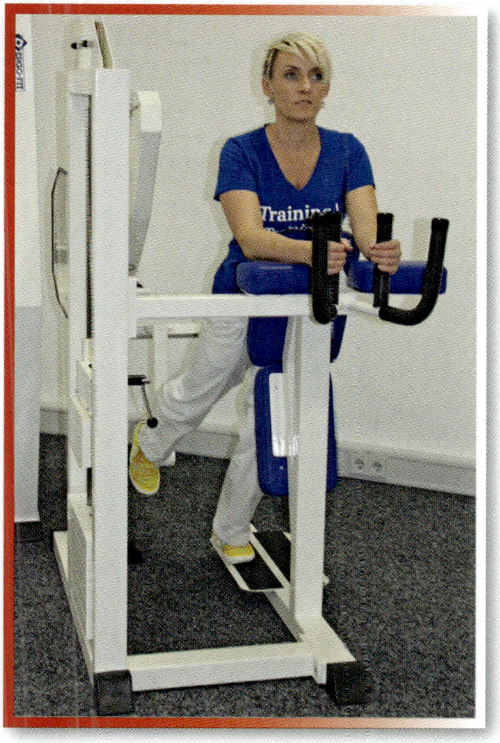

Endposition

6.2 Krafttraining mit Kleingeräten

Kleingeräte sind kleine Helfer, die die motorischen Grundeigenschaften wie Kraft, Koordination und Beweglichkeit fördern. Außerdem haben sie einen hohen Aufforderungscharakter und steigern die Motivation beim Training. Kleingeräte lassen ein vielfältiges Training zu und bringen Abwechslung in den Übungsbetrieb. Ein weiterer Vorteil ist, dass Kleingeräte platzsparend und schnell zu verstauen sind.

• Training mit Kleingeräten

» Anfänger oder Wiedereinsteiger sollten jeweils mit 8–10 Wiederholungen in 1–2 Sätzen trainieren. Ersatzweise kann auch in 10 bis 20 sec. die Übung ausgeführt werden.
» Nach ca. 4 Wochen können 12–15 Wiederholungen mit 2–3 Sätzen angestrebt oder zwischen 30 und 40 sec. trainiert werden.
» Die Bewegungen sollten langsam und kontrolliert durchgeführt werden.
» Legen Sie zwischen den Übungen immer genügend Pausen ein.

Auch wenn die Fotos nur eine Körperseite zeigen, so sollte immer die rechte und linke Seite trainiert werden, damit es nicht zu einer einseitig ausgebildeten Muskulatur kommt (muskuläre Dysbalance).

6.2.1 Kräftigungstraining mit dem Power- und Pendelball®

Mit dem Power- und Pendelball® wird vor allen Dingen die Rumpfkraft trainiert. Dadurch, dass die Geräte eine instabile Unterlage darstellen, werden zusätzlich noch die Koordination, das Gleichgewicht und die innere Stabilität geschult. Die Muskeln werden regelgerecht aufgefordert aktiv zu werden, um den trainierenden Körper zu stabilisieren.

» Zwischen den Übungen immer wieder die Grundposition einnehmen und zur Entlastung leicht wippen.
» Genügend Pausen einlegen, da die Übungen einen hohen Anforderungsgrad an die Konzentration haben.
» Werfen Sie sich nicht auf den Powerball, sondern rollen Sie sich immer vorsichtig auf das Übungsgerät.
» Gehen Sie immer zuerst in die Knie und legen Sie sich dann vorwärts oder rücklings auf den Ball.
» Achten Sie darauf, dass Sie immer genügend Druck auf den Ball ausüben, damit er nicht unter Ihnen wegrollt.

Grundposition
Setzen Sie sich so auf den Power-/Pendelball, dass die Füße einen festen Stand haben und den Boden mit der ganzen Fußsohle berühren. Die Beine sind etwa hüftbreit auseinander und das Gesäß ist mittig auf dem Ball positioniert. Das Becken wird leicht nach vorne gekippt, der Bauch ist angespannt und der Rücken gerade.

„Die Wippe“

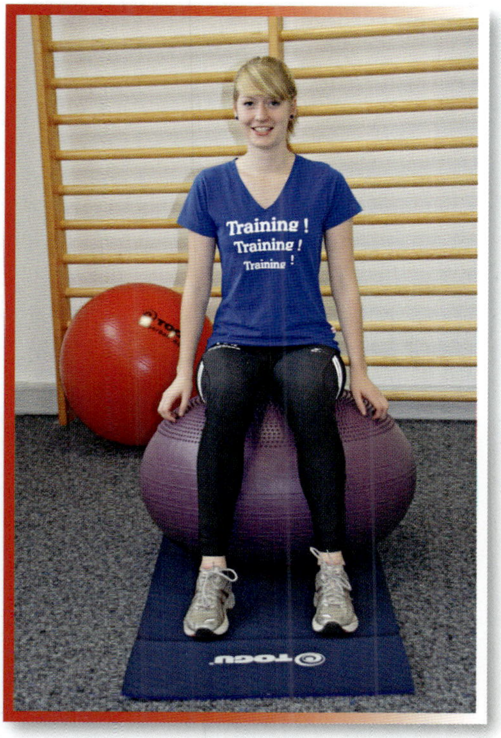

Ausgangsposition

Ausgangsposition:
Nehmen Sie die Grundposition ein und lenken Sie ihre Aufmerksamkeit auf die instabile Unterlage.

Übungsausführung:
Fangen Sie an, leicht auf und ab zu wippen, gewöhnen Sie sich an das Gerät und an den instabilen Untergrund. Dann schwingen Sie die Arme gegengleich vor und zurück und schauen jeweils über die Schulter des hinteren Armes nach.

Hinweise:
Die oben erklärte Position ist die Grundposition und sollte immer eingenommen werden, wenn man auf dem Ball sitzt.
Stellen Sie sich vor, Sie sitzen „stolz“ auf dem Ball. Bauch rein, Brust raus und Rücken gerade.

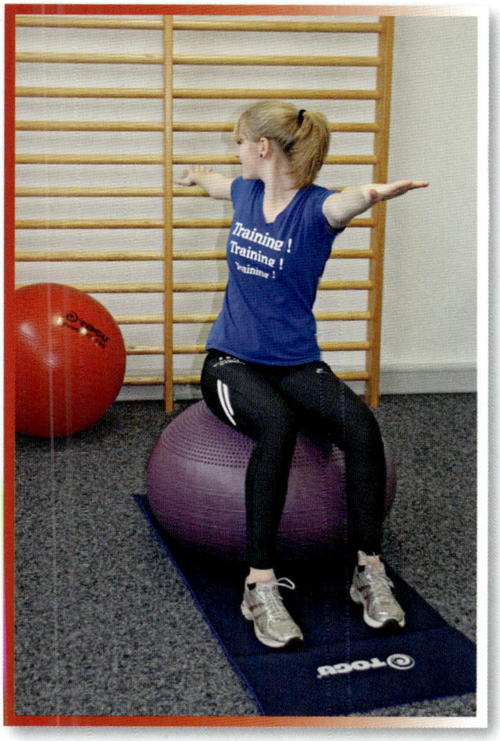

Endposition

„Namen schreiben“

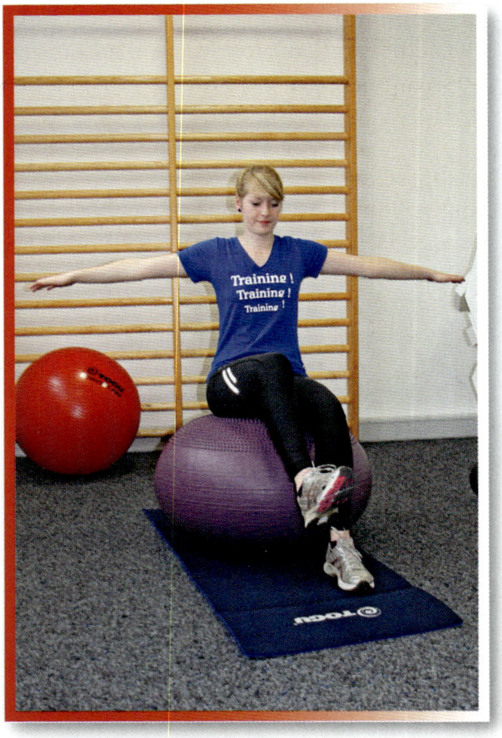

Ausgangsposition

Ausgangsposition:
Nehmen Sie die Grundposition ein. Wenn Sie stabil und sicher sitzen, dann heben Sie ein Bein hoch.

Übungsausführung:
Zuerst wird das Bein hoch und runter geführt. Wenn das Gleichgewicht gut gehalten werden kann, wird mit dem rechten Fuß der Vorname und mit dem linken Fuß der Nachname geschrieben.

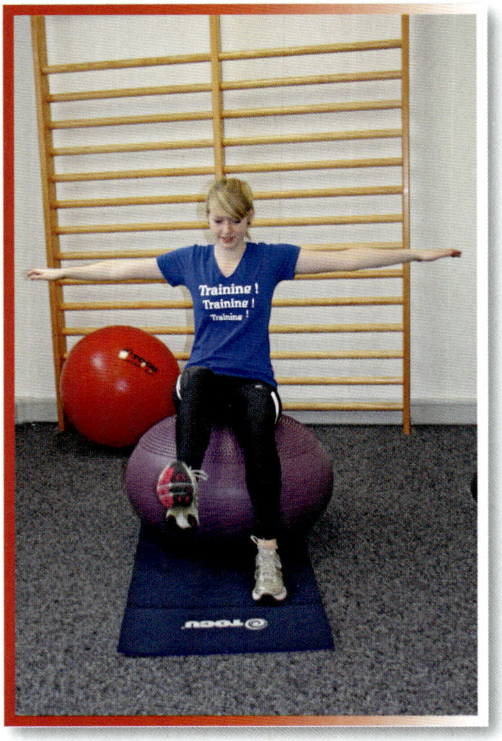

Aktionsposition

Hinweise:
Achten Sie darauf, dass Sie im Becken nicht wegknicken. Sie sollten weiterhin mittig auf dem Ball sitzen, obwohl Sie ein Bein abspreizen. Der Rücken ist stets gerade. Achtung, Gleichgewicht halten!

„Bück dich“

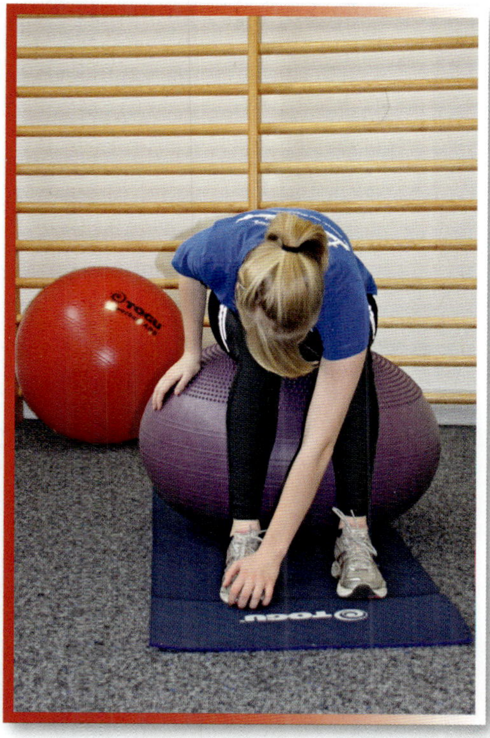

Ausgangsposition

Ausgangsposition:
Grundposition einnehmen und „stolz“ auf dem Ball sitzen.

Übungsausführung:
Führen Sie den rechten Arm zum linken Fuß und machen Sie sich klein. Anschließend geht der Arm nach oben und Sie machen sich wieder groß. Der Blick folgt der Bewegung.

Hinweise:
Zuerst nur die eine Seite ausführen und dann die andere Seite trainieren. Nicht direkt abwechselnd arbeiten, da die Übung sonst zu hektisch und instabil wird.

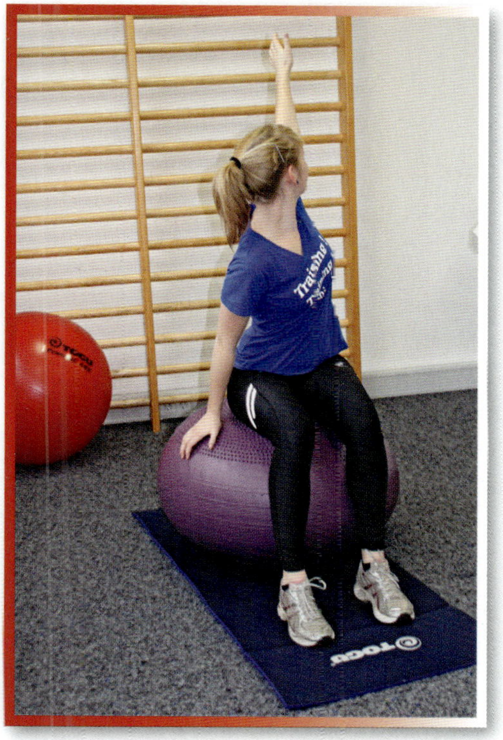

Aktionsposition

„Rücklings rollen“

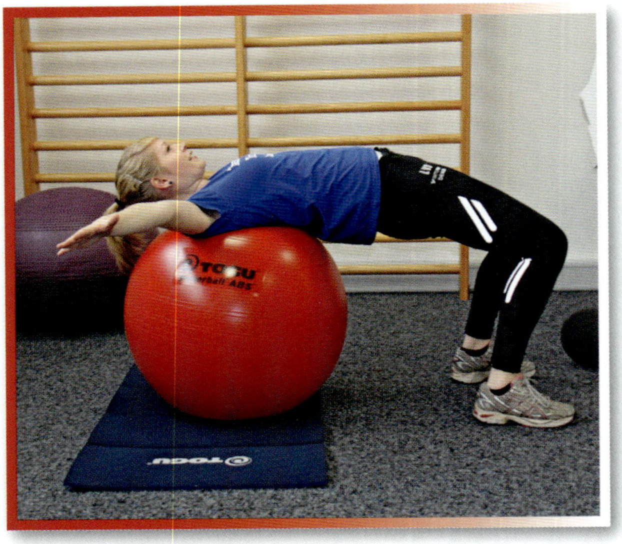

Ausgangsposition

Ausgangsposition:
Rollen Sie vorsichtig in die Rückenlage, sodass sich der Ball zwischen Ihren Schulterblättern befindet. Die Füße sind hüftbreit auseinander und haben einen stabilen Stand. Spannen Sie die Gesäßmuskeln an und ziehen Sie den Bauch an. Die Arme werden seitlich ausgestreckt.

Übungsausführung:
Rollen Sie nun von Seite zu Seite über den Powerball. Halten Sie dabei Ihre Arme stets gestreckt.

Hinweis:
Das Becken muss während der ganzen Übung oben bleiben. Gesäß hoch!

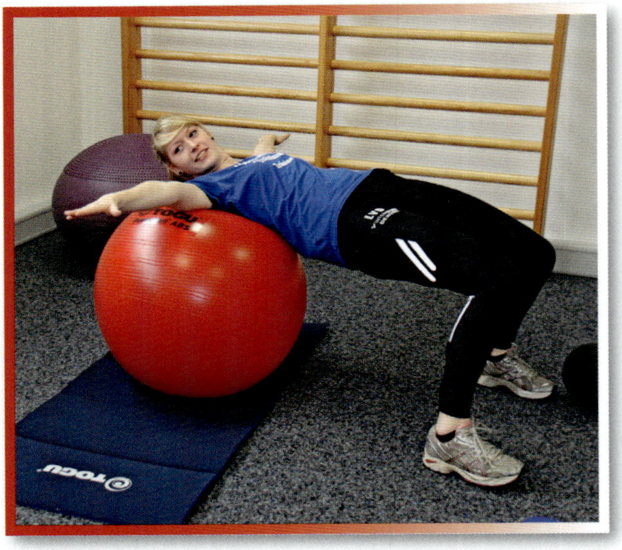

Aktionsposition

„Zinnsoldat“

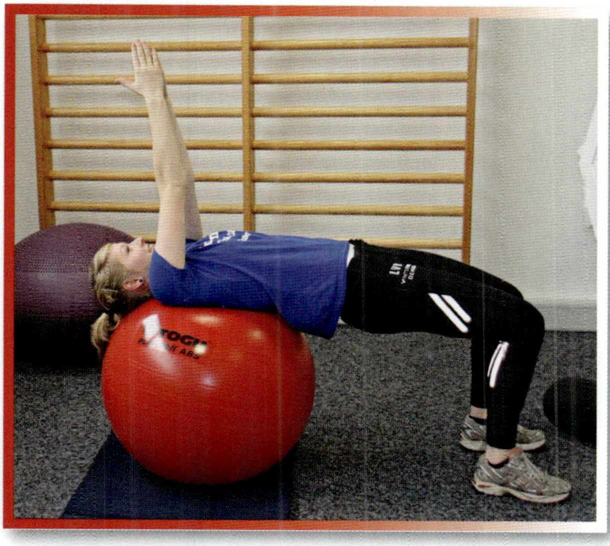

Ausgangsposition

Ausgangsposition:
Rollen Sie vorsichtig in die Rückenlage, sodass sich der Ball zwischen Ihren Schulterblättern befindet. Die Füße sind hüftbreit auseinander und haben einen stabilen Stand. Halten Sie die Hüfte hoch. Die Arme werden zusammen nach oben gestreckt – etwa in Brusthöhe.

Übungsausführung:
Drehen Sie sich nun zu einer Seite, sodass die Schultern und Arme waagerecht zum Boden sind. Das Becken bleibt stabil in der Ausgangsstellung. Gehen Sie zurück zur Mitte und führen Sie die Bewegung zur anderen Seite aus.

Hinweise:
Achtung, im Schultergürtel nicht verkrampfen und die Schulter nicht hochziehen. Der Bauch sollte während der ganzen Zeit angespannt sein.

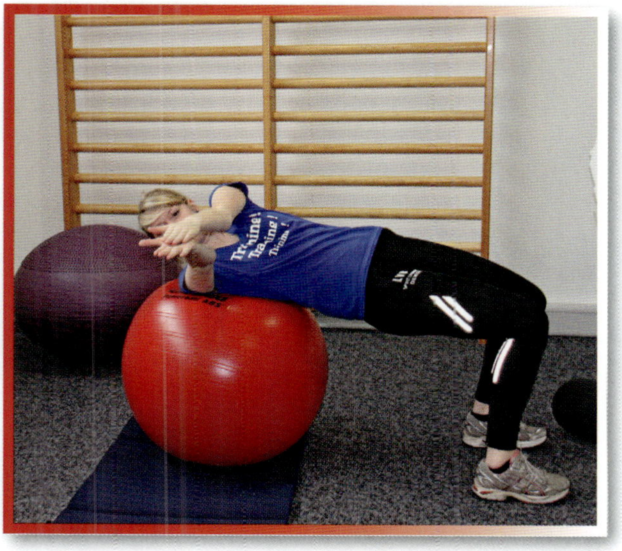

Endposition

„Crunches“

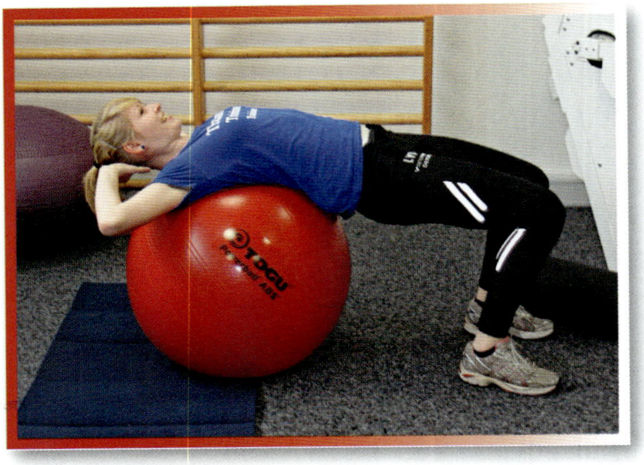

Ausgangsposition

Ausgangsposition:
Legen Sie sich rücklings auf den Powerball, sodass sich der gesamte Rücken darauf befindet. Der Oberkörper befindet sich in einer Linie.

Übungsausführung:
Richten Sie langsam den Oberkörper hoch, in dem Sie Ihr Becken und Brust gleichzeitig nach oben führen. Dabei ist der Bauch angespannt.

Hinweis:
Wenn die Knie nach außen gehen, kann auch ein Redondoball zwischen die Beine genommen werden.

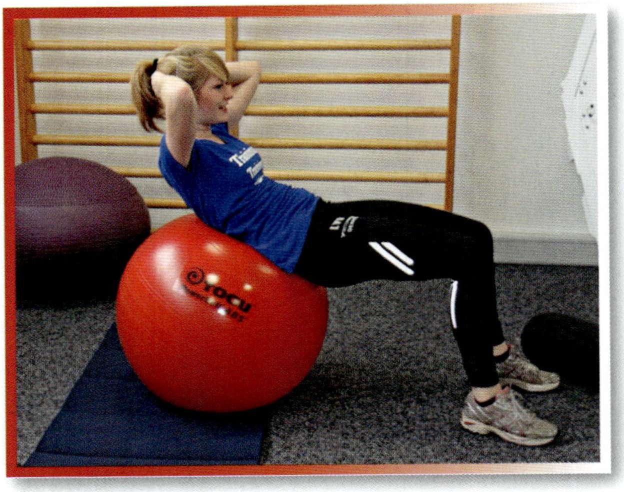

Endposition

„Ypsilon“

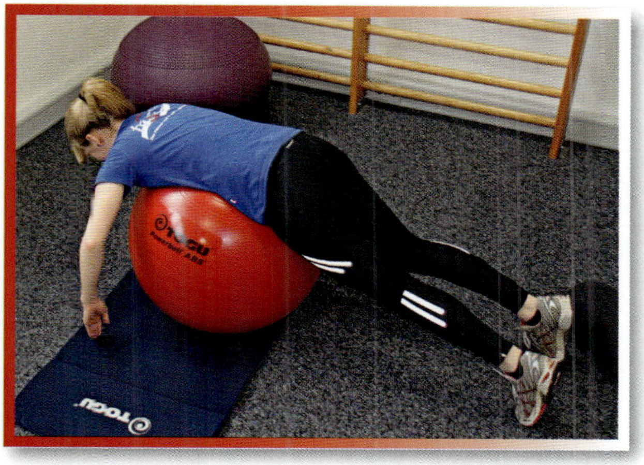

Ausgangsposition

Ausgangsposition:
Legen Sie sich mit der Brust auf den Ball, sodass die Fußspitzen Kontakt mit dem Boden haben. Der Rücken ist dabei gerade. Die Arme zeigen zum Boden und die Daumen nach vorne.

Übungsausführung:
Heben Sie Ihren Brustkorb, wobei die Arme dabei nach oben genommen werden. Bilden Sie ein Ypsilon, sodass die Daumen zur Decke zeigen.

Hinweise:
Achtung, nicht den Kopf hängen lassen oder überstrecken. Der Kopf befindet sich in der Verlängerung des Rückens.

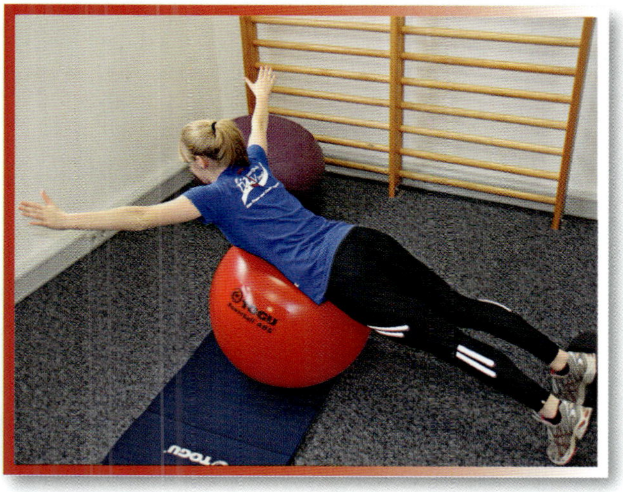

Endposition

„Kreuzstrecken“

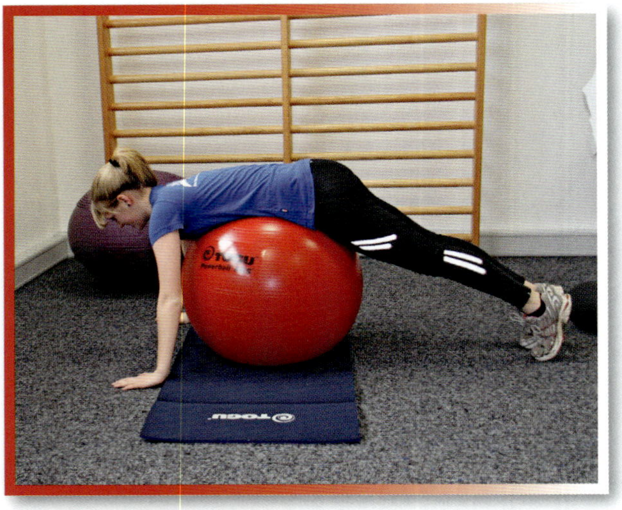

Ausgangsposition

Ausgangsposition:
Legen Sie sich mit dem Bauch auf den Powerball, sodass Ihr Bauchnabel in der Mitte des Balles ist. Die Füße haben Bodenkontakt und beide Arme berühren die Unterfläche.

Übungsausführung:
Heben Sie abwechselnd ein Bein und den gegengleichen Arm an und dann wechseln Sie die Seiten. Spannen Sie dabei die Gesäßmuskulatur an und machen Sie sich lang.

Hinweise:
In der Endposition muss der Kopf in der Verlängerung der Wirbelsäule sein. Sie sollten ein Zusammenziehen in ihren Schultern, Rücken und Gesäß spüren.

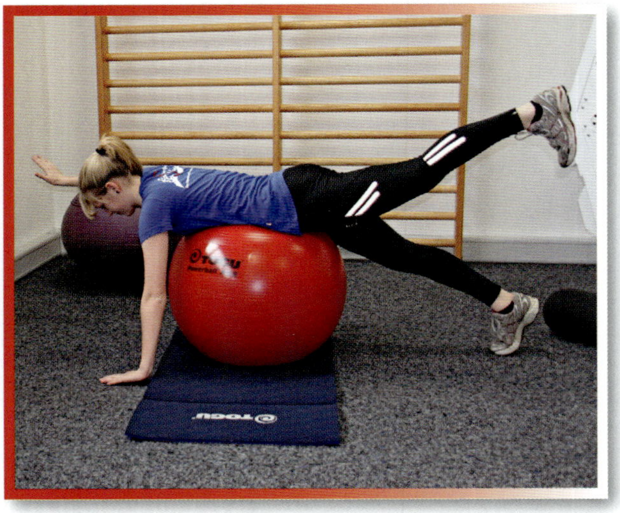

Endposition

„Hüftrollen“

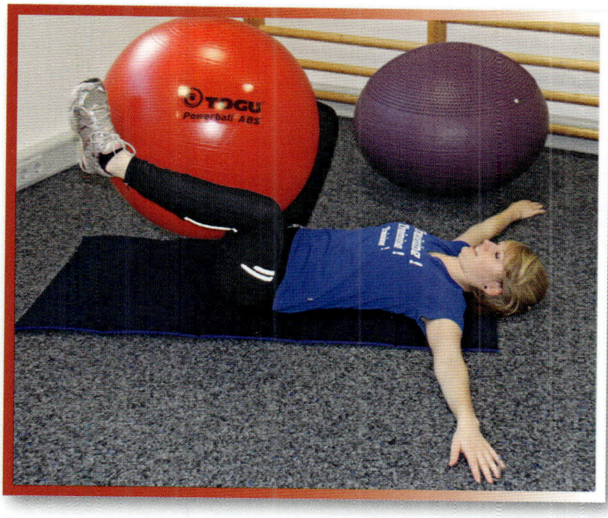

Ausgangsposition

Ausgangsposition:
Legen Sie sich auf den Boden und nehmen Sie den Ball zwischen die Beine. Dabei sind die Beine gebeugt und zwischen Ober- und Unterschenkel entsteht etwa ein 90-Grad-Winkel. Ihre Schultern liegen auf dem Boden und die Arme sind seitwärts ausgestreckt.

Übungsausführung:
Bewegen Sie Ihre Hüfte zur Seite, sodass die Knie fast den Boden berühren. Wenn Sie zurück in der Ausgangsstellung sind, rollen Sie zur anderen Seite. Dabei sollte der Ball die ganze Zeit am Boden sein.

Hinweise:
Je kleiner der Powerball, umso einfacher ist die Übung. Wenn der Ball zu groß ist, kann er von der Beinmuskulatur schlechter gehalten werden und rutscht leichter weg.

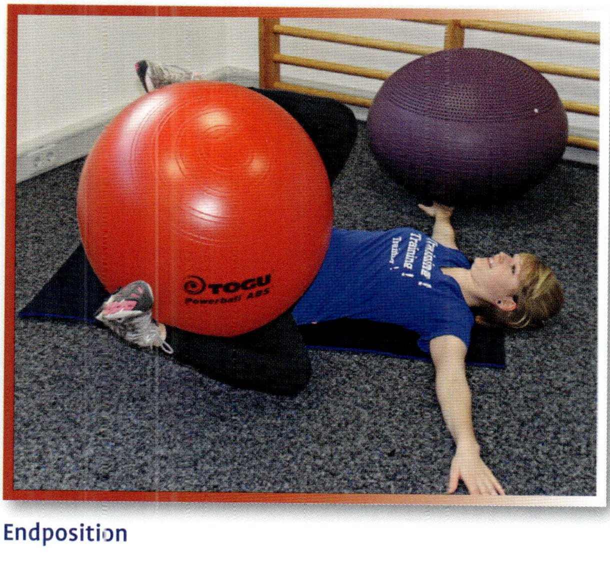

Endposition

„Beckenheben“

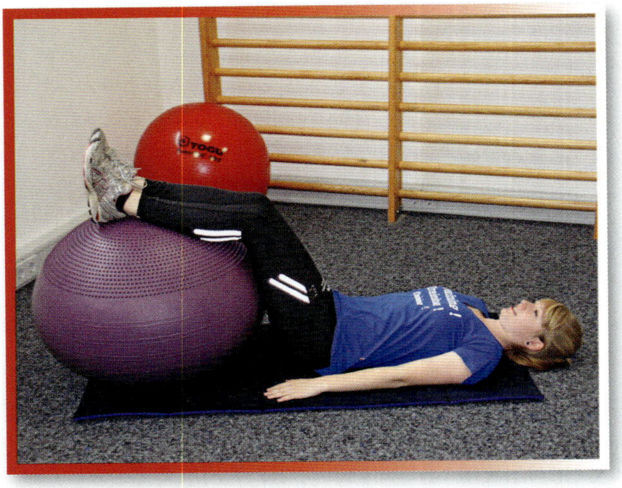

Ausgangsposition

Ausgangsposition:
Sie liegen mit dem Rücken auf dem Boden und legen Ihre Beine auf den Powerball. Die Arme sind locker neben dem Körper und die Schultern nach unten gezogen.

Übungsausführung:
Heben Sie das Becken hoch und spannen Sie dabei die Gesäßmuskeln an. Nur noch Kopf, Schulterblätter und Arme haben Bodenkontakt. Ihr Körper bildet eine gerade Linie.

Hinweise:
Die Gesäßmuskeln müssen die ganze Zeit angespannt sein und zwischen Kinn und Brust muss eine Faust passen. Nicht das Kinn auf die Brust legen!

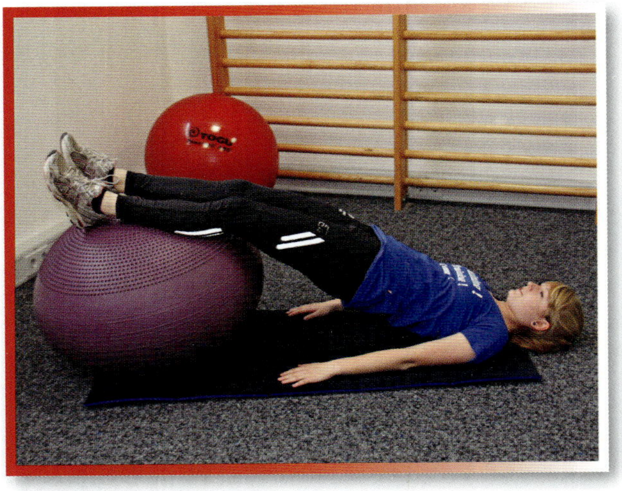

Endposition

6.2.2 Kräftigungstraining mit Brasils®

Dadurch, dass die Brasils aus einer Gewichtsfüllung und einem Hohlraum bestehen, wird mit jedem Schütteln („shaken“) die Tiefenmuskulatur trainiert. Demnach werden nicht nur die großen Muskelgruppen wie Bauch-, Rücken-, und Brustmuskulatur angesprochen, sondern auch die kleinen, inneren Muskeln (z. B. Beckenbodenmuskulatur) im Körper.

» Wählen Sie eine kleine Bewegungsamplitude („mini moves“).
» Bewegen Sie die Brasils kontinuierlich hin und her.
» Keine ruckartigen Bewegungen durchführen.
» Beim „shaken“ werden die Handgelenke fixiert.
» Die Brasils können auch als eine Art Hanteln, ohne Schwingungen, verwendet werden.

Wie halte ich die Brasils richtig?
Die Brasils werden locker mit den Fingern umschlossen, dabei befindet sich der Daumen auf der Spitze der Brasils.

„Die Flöte“

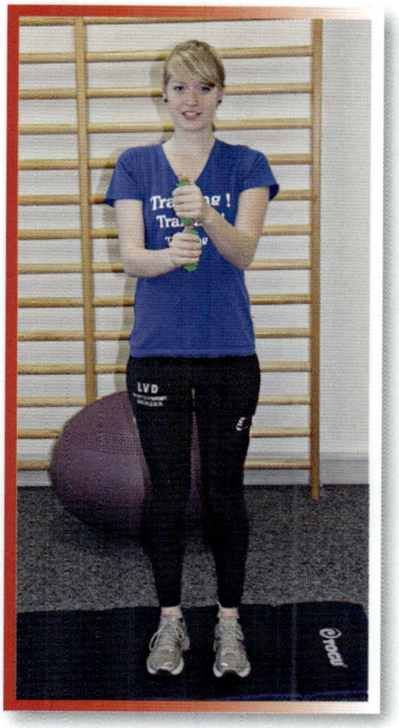

Ausgangsposition

Ausgangsposition:
Stellen Sie sich aufrecht mit angezogenem Bauchnabel hin. Dabei sind die Beine hüftbreit auseinander und das Gewicht auf den Fersen. Die Arme befinden sich gestreckt in Schulterhöhe und die Brasils werden übereinander gehalten.

Übungsausführung:
Führen Sie mit kleinen Bewegungen (mini moves) die Brasils vor und zurück. Die Arme sind dabei fast gestreckt und die Schultern nach unten gerichtet.

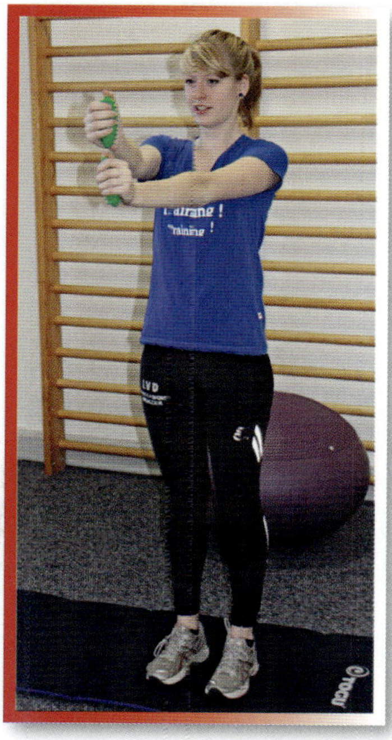

Endposition

Hinweis:
Achten Sie darauf, dass die Bewegung parallel mit beiden Armen zeitgleich ausgeführt wird.

„Die Kniebeuge“

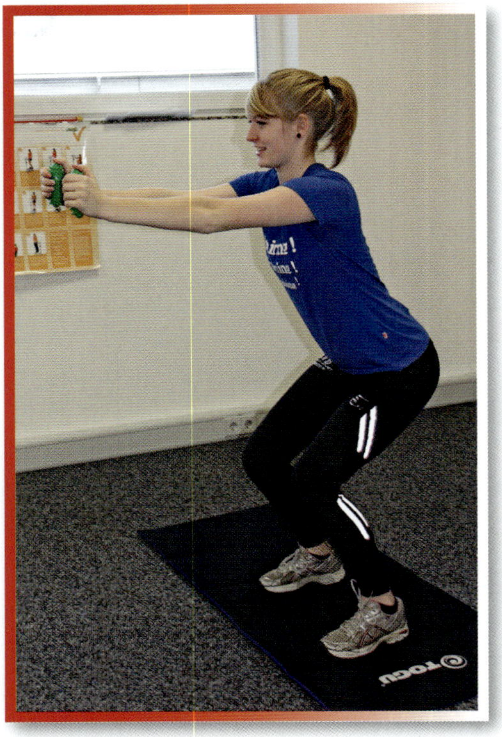

Ausgangsposition

Ausgangsposition:
Gehen Sie in die tiefe Kniebeuge. Der Rücken ist gerade und die Arme befinden sich gestreckt in Schulterhöhe.

Übungsausführung:
Die Arme gehen mit schnellen, kurzen Bewegungen abwechselnd hoch und runter.

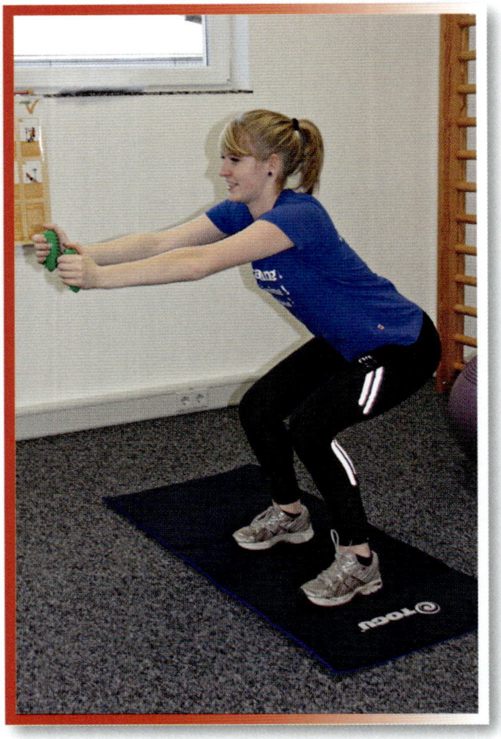

Endposition

Hinweise:
Die Schultern unbedingt tief halten. Achten Sie darauf, dass Sie bei der Kniebeuge das Gesäß nach hinten schieben und sich die Knie nicht über den Fußspitzen befinden.

„Der Boxer“

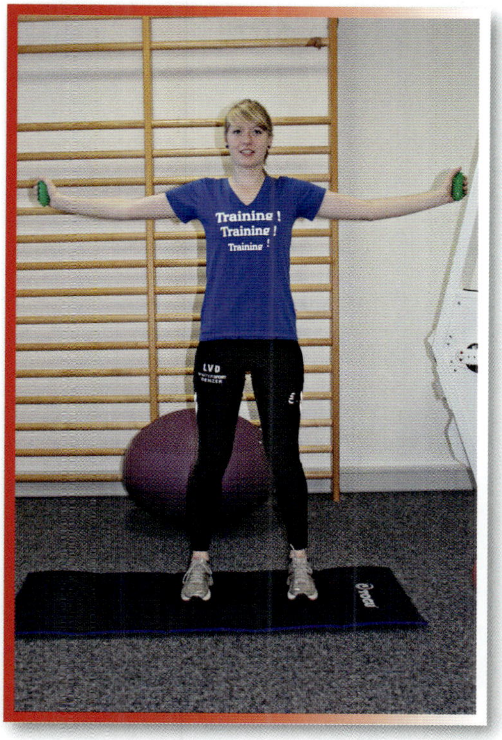

Ausgangsposition

Ausgangsposition:
Stellen Sie sich aufrecht mit gegrätschten Beinen hin. Der Blick geht geradeaus und die Arme sind in Schulterhöhe seitlich ausgestreckt.

Übungsausführung:
Boxen sie vor und zurück mit schnellen, kleinen Bewegungen einseitig zur Seite.

Hinweise:
Die Übung zunächst mit der rechten Seite, dann mit der linken Seite durchführen. Der Bauch ist fest angespannt.

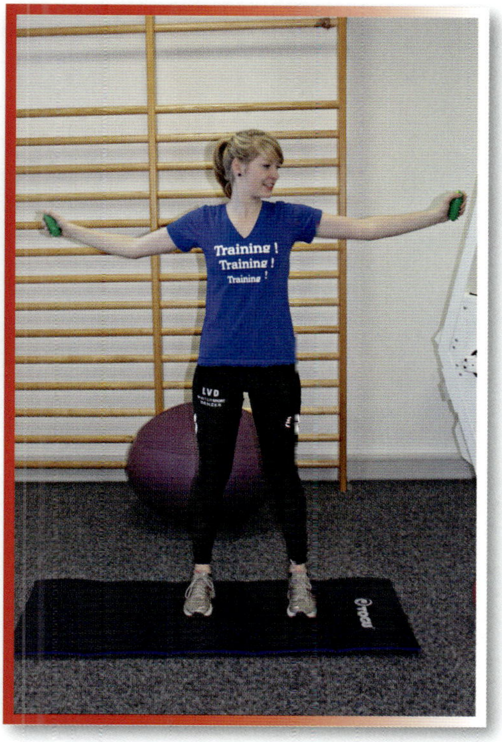

Aktionsposition

„Die Tigerjagd“

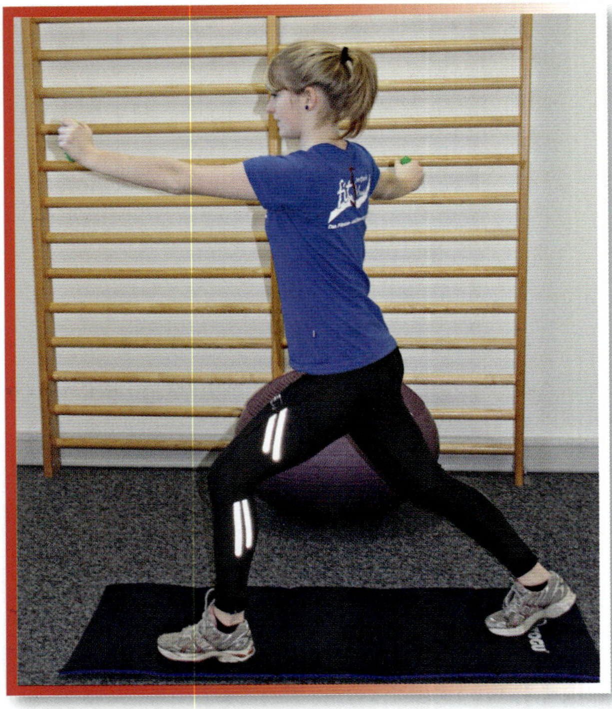

Ausgangsposition:
Machen Sie einen weiten Ausfallschritt, sodass das vordere Bein gebeugt und das hintere gestreckt ist. Der Oberkörper ist dabei leicht nach vorne gebeugt. Halten Sie das Brasil mit ausgestrecktem Arm parallel zum Boden.

Übungsausführung:
Die Bewegungsausführung geht mit „mini moves“ vor und zurück. Der Rücken wird gerade gehalten und der Kopf in der Verlängerung der Wirbelsäule.

Hinweise:
Achten Sie darauf, dass Sie nicht verkrampfen und keine lange, weite Bewegungsausführung absolvieren.

„Der Baum“

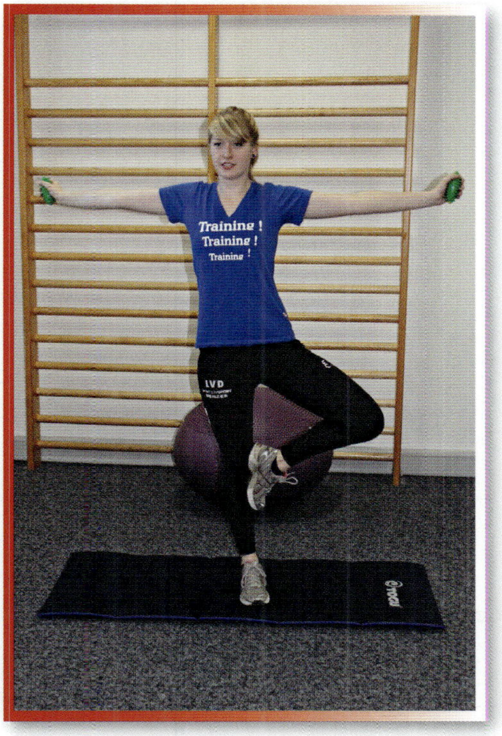

Ausgangsposition

Ausgangsposition:
Stellen Sie sich auf ein Bein und legen Sie das freie Bein an die Innenseite des Unterschenkels. Beide Arme sind zur Seite ausgestreckt.

Übungsausführung:
Beide Arme werden gleichzeitig mit mini moves hoch und runter geführt.

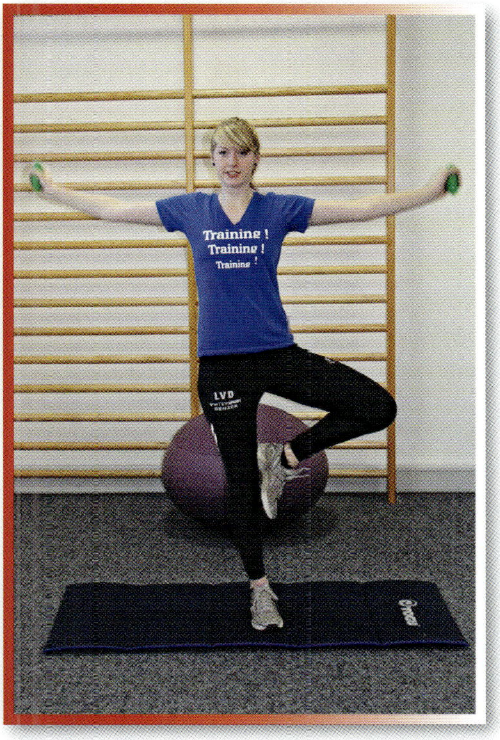

Aktionsposition

Hinweise:
Diese Bewegung kann auch nur als Halteposition zur Gleichgewichtsschulung durchgeführt werden. Sie fördert die Konzentrationsfähigkeit.

„Einarmiger Vierfüßlerstand“

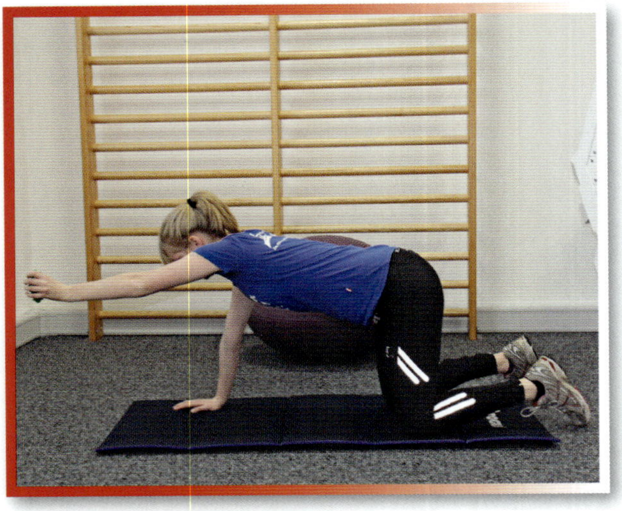

Ausgangsposition

Ausgangsposition:
Gehen Sie in den Vierfüßlerstand. Dabei ist die Gewichtsverteilung gleichmäßig auf Beine und Arme verteilt. Heben Sie einen Arm in Kopfhöhe an.

Übungsausführung:
Den gestreckten Arm parallel zum Boden vor- und zurückführen.

Hinweise:
Nach etwas Übung kann auch zusätzlich das gegenüberliegende Bein gestreckt nach hinten bewegt werden. Die Fußspitze zeigt zum Boden.

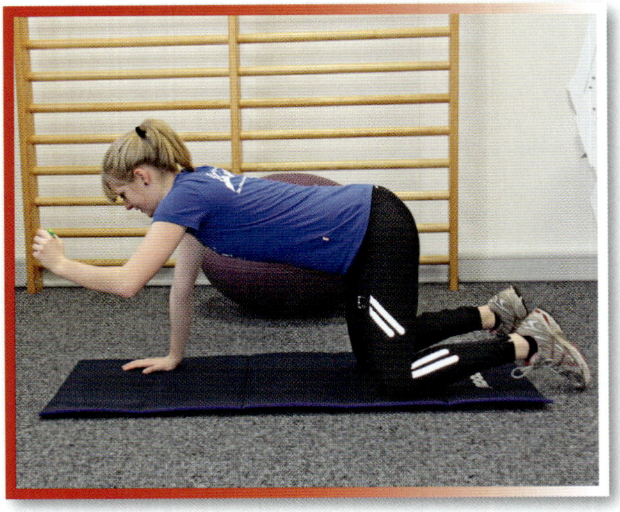

Aktionsposition

„Der Schlitten“

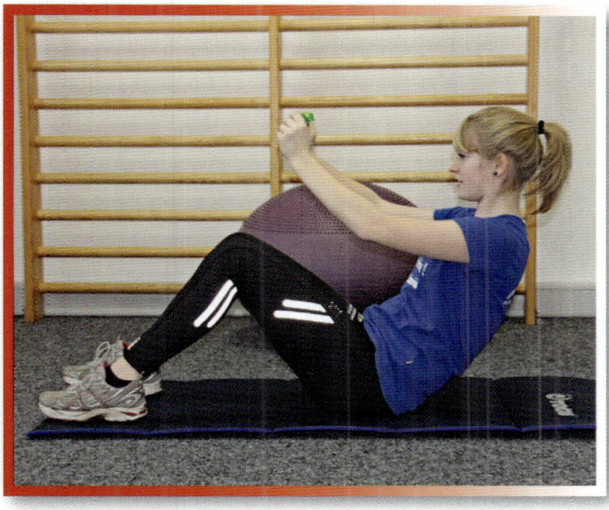

Ausgangsposition

Ausgangsposition:
Setzen Sie sich auf den Boden und stellen Sie die Fersen auf den Boden. Dabei sind die Beine gebeugt und der Oberkörper nach hinten gerichtet. Halten Sie die Brasils mit fast gestreckten Armen in Brusthöhe.

Übungsausführung:
„Shaken“ Sie parallel zu den Oberschenkeln beide Brasils gleichzeitig vor und zurück.

Hinweise:
Achten Sie auf eine korrekte Bewegungsausführung. Der Rücken muss gerade bleiben.

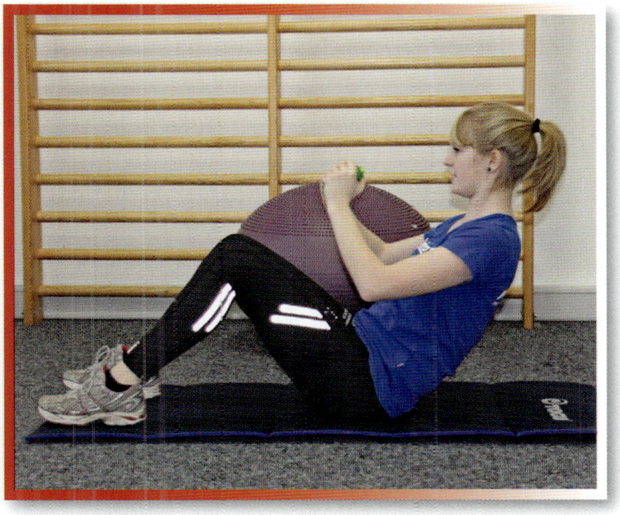

Aktionsposition

„Vorbeuge-Rückbeuge“

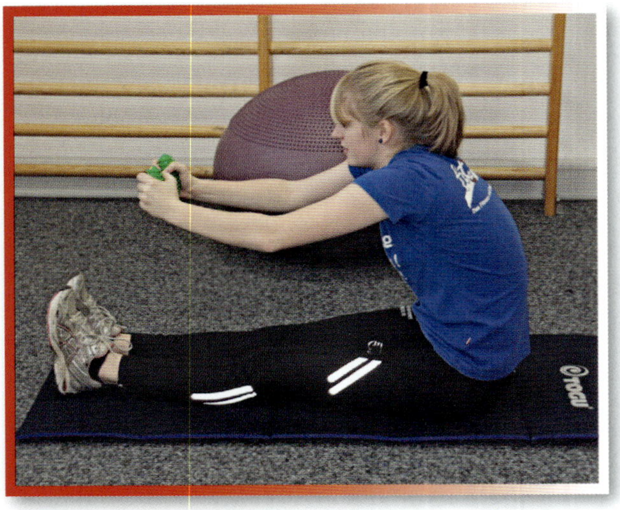

Ausgangsposition

Ausgangsposition:
Setzen Sie sich mit ausgestreckten Beinen auf den Boden. Den Rücken dabei gerade halten und die Arme nach vorne ausstrecken.

Übungsausführung:
Lehnen Sie sich zuerst soweit nach vorne wie möglich und dann im Wechsel so weit wie möglich nach hinten. Die Beine bleiben gestreckt am Boden und die Brasils werden die ganze Zeit hoch und runter „geshakt“.

Hinweis:
Arme bleiben immer parallel zum Boden.

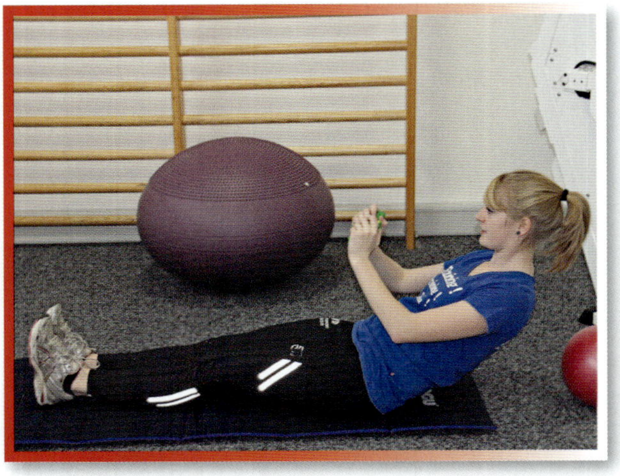

Aktionsposition

„Bauchklatscher“

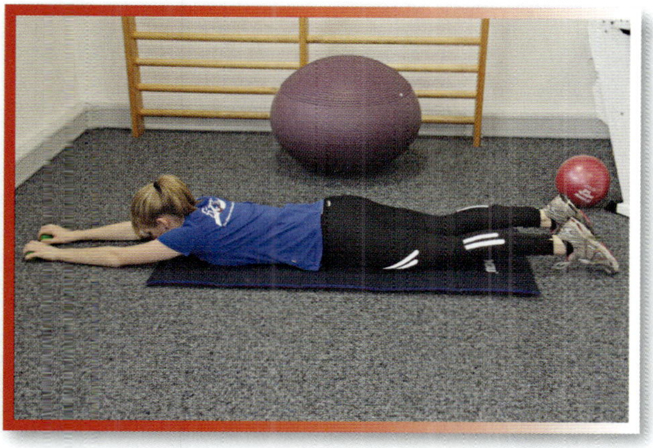

Ausgangsposition

Ausgangsposition:
Legen Sie sich mit dem Bauch gestreckt auf den Boden. Die Arme werden nach vorne gestreckt und der Oberkörper wird aufgerichtet.

Übungsausführung:
Mit gestreckten Armen werden die Brasils abwechselnd hoch und runter in mini moves bewegt.

Hinweis:
Achten Sie auf Ganzkörperspannung!

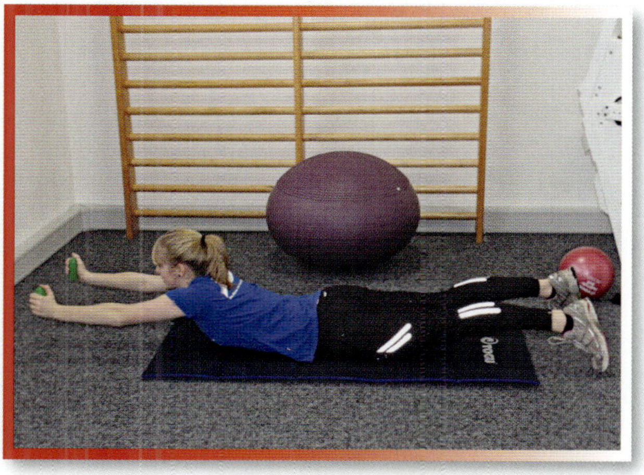

Aktionsposition

6.2.3 Kräftigungstraining mit Multiroll Functional®

Die Multiroll Functional® ist ideal für das Ganzkörpertraining. Das rollende Trainingsgerät ermöglicht ein variantenreiches Training, egal ob im Sitzen, Liegen oder mit Zusatzgeräten. Somit werden fast alle Muskelgruppen direkt angesprochen.
Durch ihre luftgefüllte Beschaffenheit ist die Multiroll individuell anpassbar und schmiegt sich optimal dem Körper an.

» Die Bewegungen mit der Multiroll Functional sollten immer fließend sein.
» Achten Sie darauf, dass Sie immer genügend Druck auf die Rolle ausüben.
» Während der Übungsausführungen sollte eine Grundspannung im Körper sein.
» Achten Sie auf eine perfekte Körperhaltung.

Übungen mit der Multiroll Functional sind nur für Fortgeschrittene uneingeschränkt empfehlenswert, da sie eine Ganzkörperspannung voraussetzen und eine hohe Anforderung an die Stützkraft darstellen.

„Standwaage gestützt“

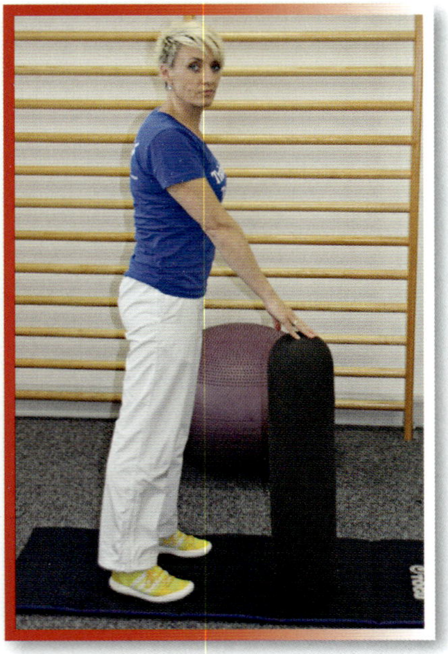

Ausgangsposition

Ausgangsposition:
Stellen Sie sich gerade und aufrecht hin. Die Multiroll Functional halten Sie seitlich von Ihnen fest. Der freie Arm wird seitlich in die Hüfte gelegt.

Übungsausführung:
Beugen Sie sich langsam nach vorne, sodass Ihr Rücken in die Waagerechte kommt – dann wieder langsam zurück in die Ausgangsposition.

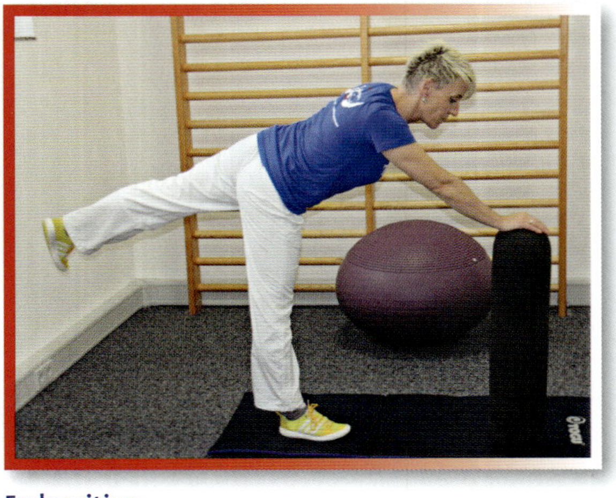

Endposition

Hinweis:
Die Übung kann auch einbeinig erfolgen und fördert somit Stabilität und Koordination (Sturzprophylaxe).

„Sitz-Rollen“

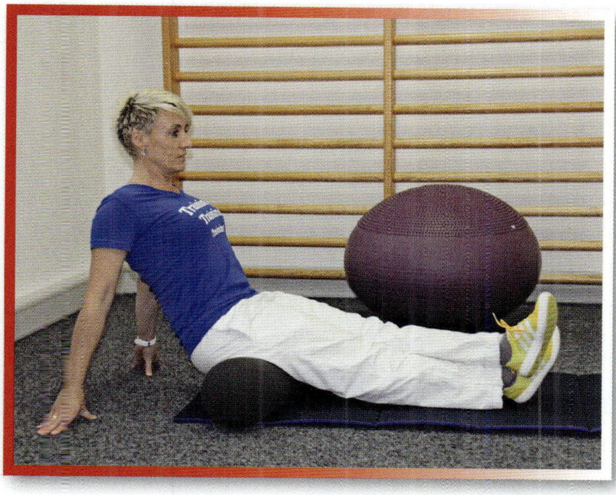

Ausgangsposition

Ausgangsposition:
Setzen Sie sich mit dem Gesäß auf die Multiroll Functional und stützen Sie sich hinter dem Körper mit den Händen ab. Die Beine sind überkreuzt.

Übungsausführung:
Rollen Sie die Multiroll unter ihren Beinen vom Gesäß bis zu den Füßen abwärts und dann wieder nach oben. Dabei dürfen die Füße den Boden nicht berühren.

Hinweis:
Für Personen mit Problemen in den Handgelenken ist diese Übung nicht geeignet.

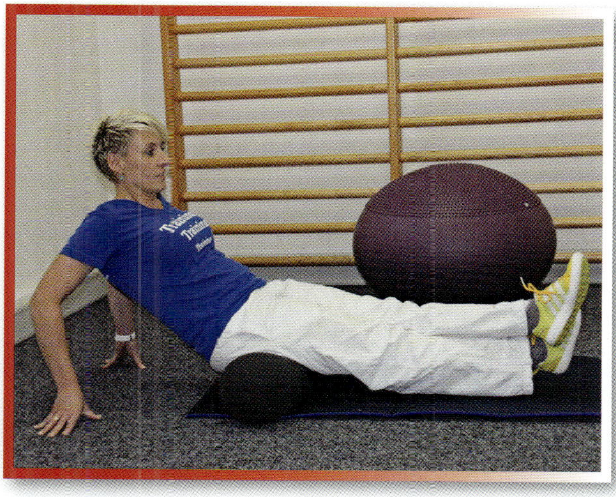

Aktionsposition

„Rücken-Rollen“

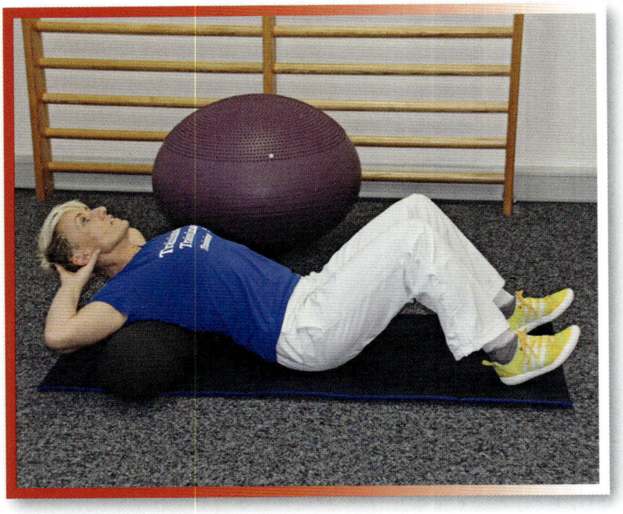

Ausgangsposition

Ausgangsposition:
Legen Sie sich rücklings auf die Rolle. Die Beine sind angewinkelt und haben einen stabilen Stand. Die Arme sind über der Brust gekreuzt.

Übungsausführung:
Rollen Sie nun von den Schulterblättern bis zum Steißbein vorsichtig nach unten und wieder zurück. Dabei ist der Bauch die ganze Zeit angespannt.

Hinweis:
Wer Probleme hat, den Kopf in der Verlängerung der Wirbelsäule zu halten, kann ihn auch mit den Händen halten.

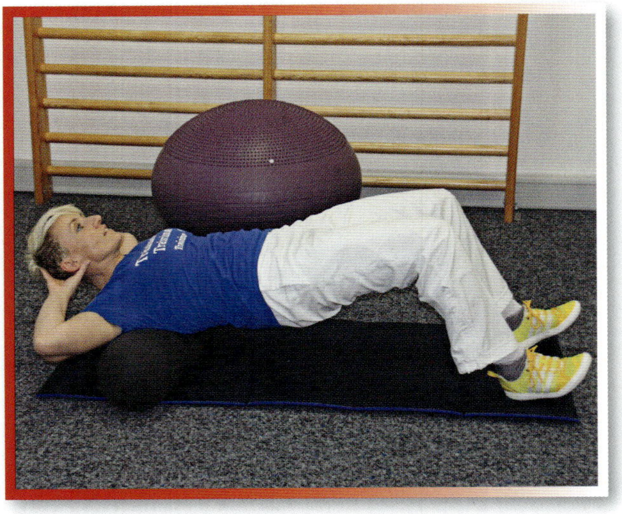

Aktionsposition

„Flugzeug“

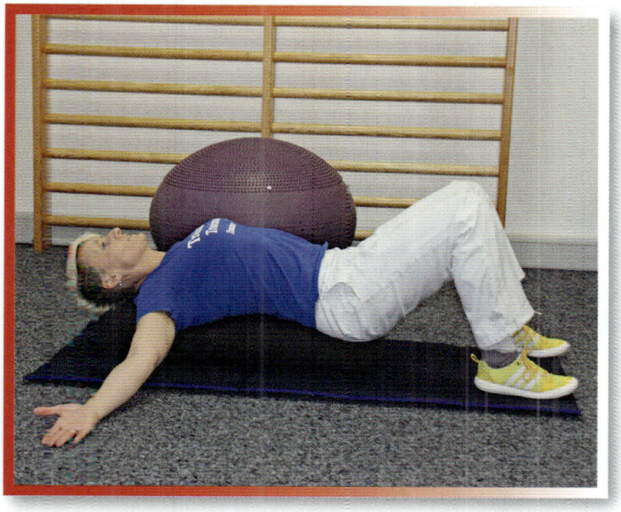

Ausgangsposition

Ausgangsposition:
Legen Sie sich mit dem Rücken auf die Multiroll (Längsrichtung) und stellen Sie die Füße auf. Strecken Sie die Arme seitlich aus, die Handflächen zeigen dabei nach oben.

Übungsausführung:
Rollen Sie sich langsam nach links und rechts. Achten Sie darauf, dass ihr Bauch angespannt ist und Sie eine Körperspannung aufbauen.

Hinweis:
Diese Übung kann zur Regeneration durchgeführt werden.

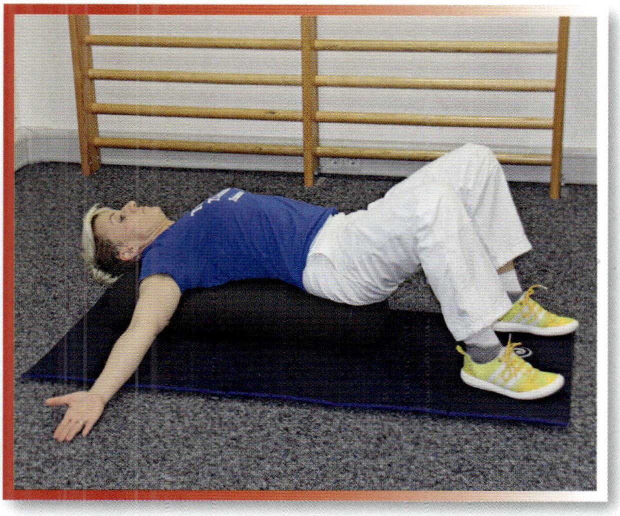

Aktionsposition

„Wippe“

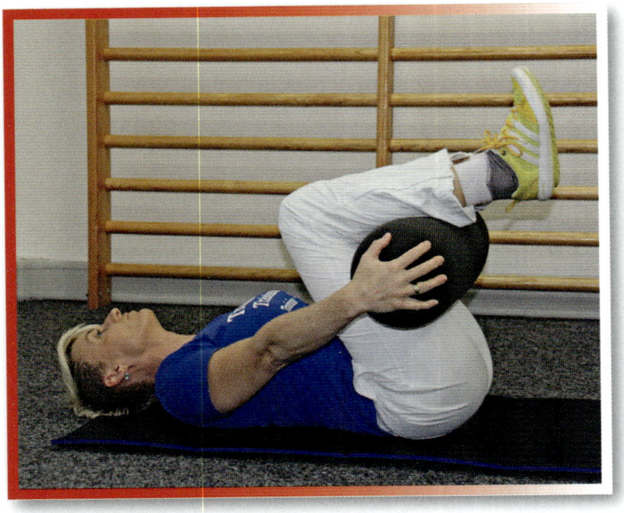

Ausgangsposition

Ausgangsposition:
Legen Sie sich auf den Rücken und klemmen Sie die Rolle unter die Knie. Die Hände halten die Rolle an der Seite fest.

Übungsausführung:
Wippen Sie nun langsam vor und zurück und spüren Sie Wirbel für Wirbel.

Hinweis:
Gute Übung zur Stärkung der Wirbelsäule und der langen Rückenstrecker.

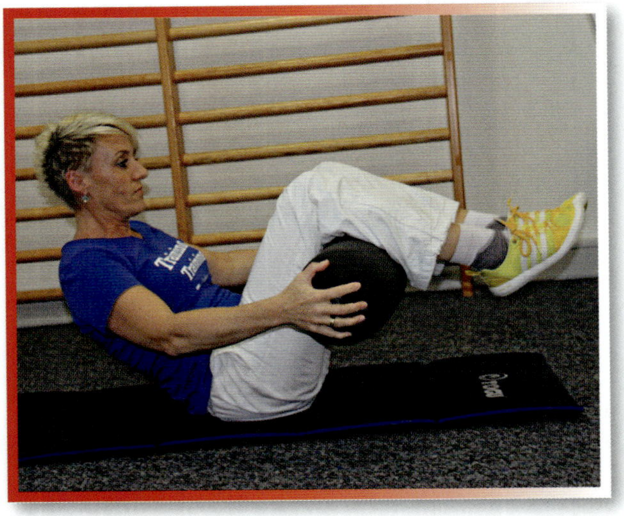

Aktionsposition

„Zusammen-Kauern“

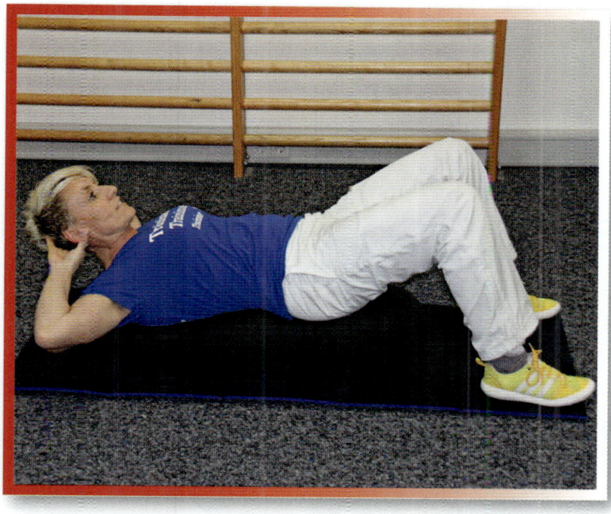

Ausgangsposition

Ausgangsposition:
Die Rolle befindet sich in Längsrichtung unter dem Körper. Beide Beine sind aufgestellt und die Handflächen halten den Kopf in der Verlängerung der Wirbelsäule, sodass die Ellbogen nach außen zeigen.

Übungsausführung:
Abwechselnd wird der Ellbogen zum gegengleichen Knie geführt. Dabei erfolgt die Bewegung aus dem Bauch heraus.

Hinweis:
Achten Sie darauf, dass die Knie nicht nach innen oder außen weggehen. Ansonsten nehmen Sie zum Beispiel einen Redondoball zwischen die Knie.

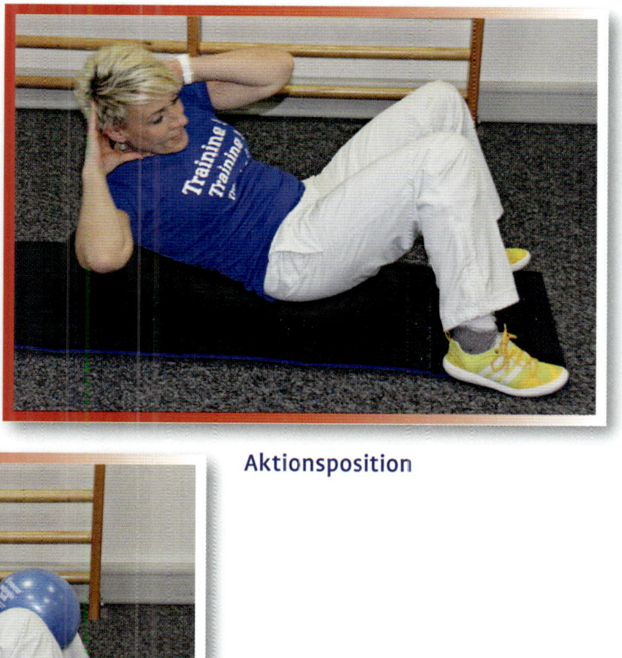

Aktionsposition

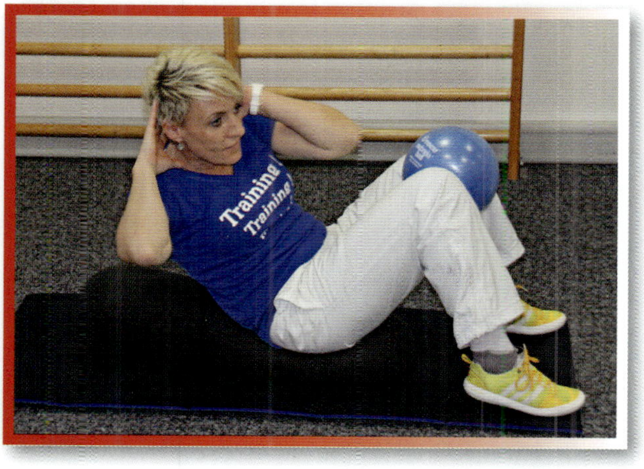

„Beckenheben“

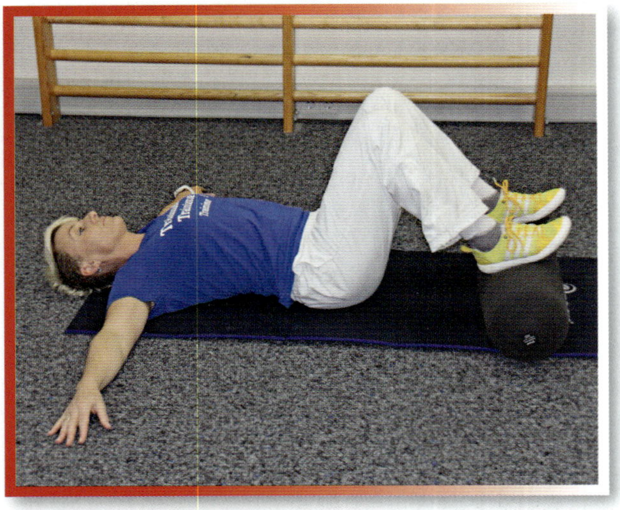

Ausgangsposition

Ausgangsposition:
Legen Sie sich auf den Rücken und positionieren Sie die Füße auf der Rolle. Die Knie sind dabei angewinkelt. Die Arme liegen entspannt seitlich zum Körper.

Übungsausführung:
Heben Sie Ihr Becken hoch, sodass der Rücken eine gerade Linie bildet und die Schulterblätter am Boden bleiben. Bauch und Gesäß sind dabei angespannt.

Hinweise:
Achten Sie darauf, dass Ihnen die Rolle nicht unter den Füßen wegrollt und Sie genügend Druck ausüben.

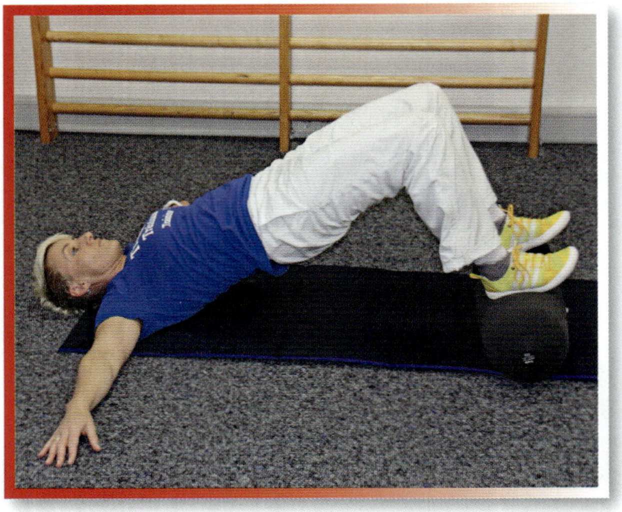

Endposition

„Vorwärts-Rollen“

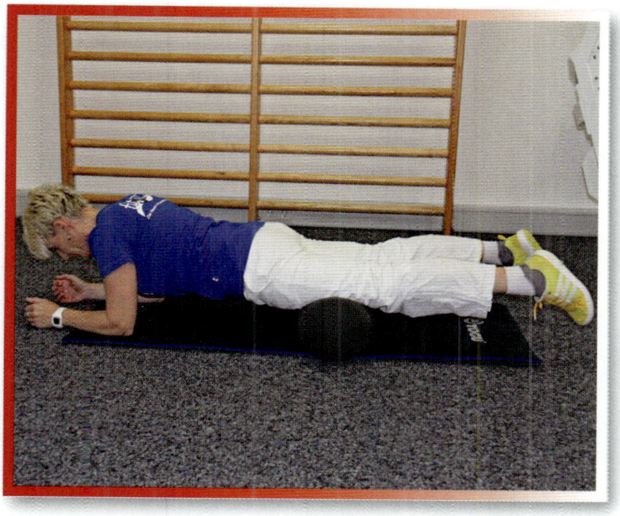

Ausgangsposition

Ausgangsposition:
Nehmen Sie einen Vorwärtsstütz ein und legen Sie die Rolle unter Ihre Oberschenkel. Der ganze Körper ist gestreckt.

Übungsausführung:
Rollen Sie nun langsam vor und zurück, sodass die Rolle die Oberschenkelmuskulatur trainiert.

Hinweise:
Wenn Sie die Beine über Kreuz halten, wird nur ein Bein trainiert, daher müssen Sie die Seiten wechseln. Wer an Muskelkrämpfen leidet, kann durch diese Übung Linderung erhalten.

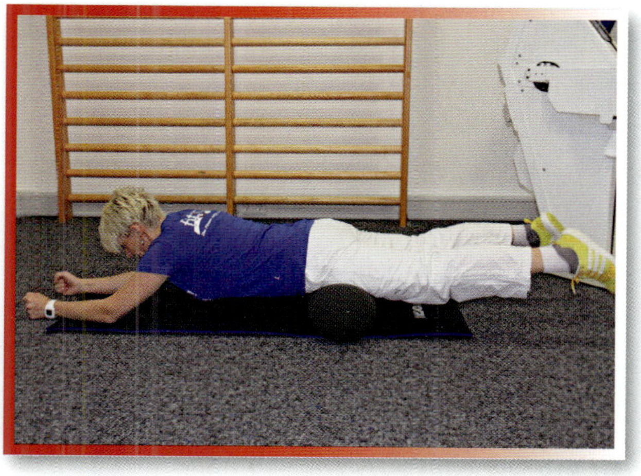

Endposition

„Seitlich halten“

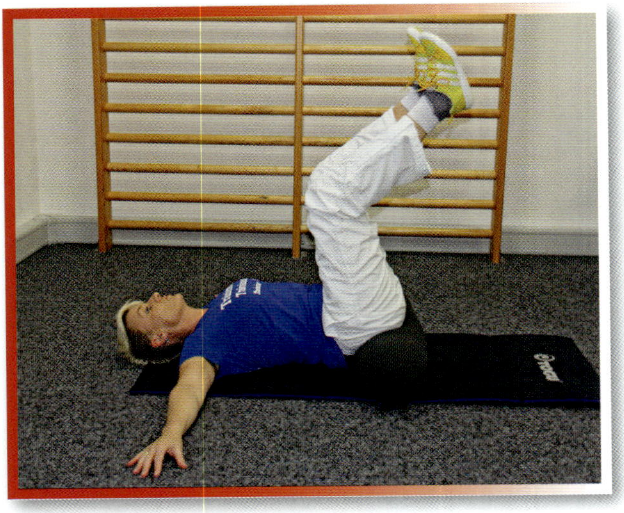

Ausgangsposition

Ausgangsposition:
Legen Sie sich mit dem Rücken auf die Matte. Die Rolle befindet sich unter dem Gesäß und die Beine sind nach oben gestreckt.

Übungsausführung:
Bewegen Sie abwechselnd die geschlossenen Beine nach links und rechts, sodass sie den Boden nicht berühren. Halten Sie kurz die Bewegung.

Hinweise:
Der Schultergürtel bleibt immer auf der Matte. Die seitliche Bauchmuskulatur wird gekräftigt.

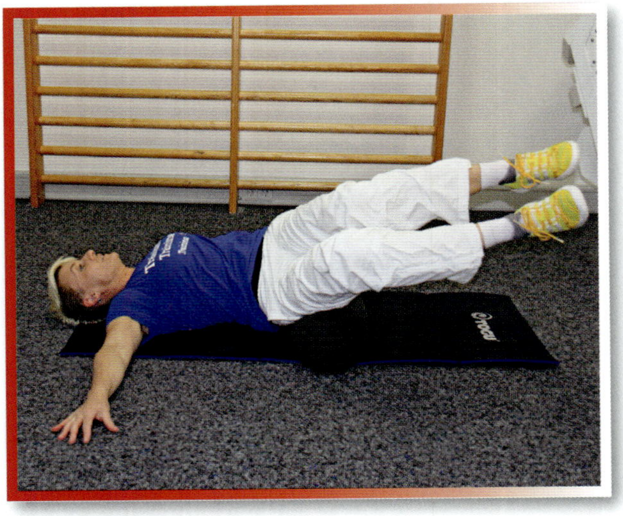

Aktionsposition

„Knierollen“

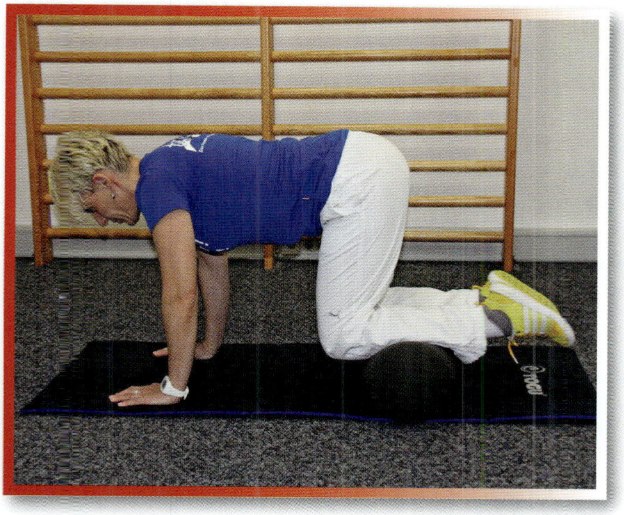

Ausgangsposition

Ausgangsposition:
Knien Sie sich auf die Rollen und stützen Sie sich mit den gestreckten Armen ab.

Übungsausführung:
Mithilfe der Rolle rollen Sie sich nach vorne, sodass die Knie nach vorne geführt werden und wieder zurück.

Hinweise:
Achten Sie darauf, dass sie nicht zu weit zurückrollen und die Bewegung dadurch ruckartig ausgeübt wird.

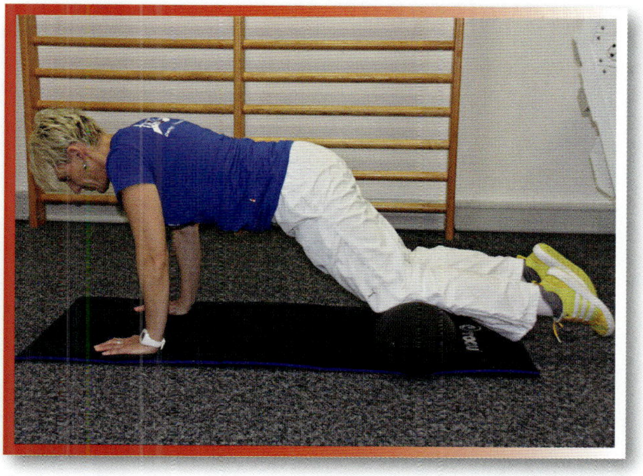

Endposition

6.2.4 Kräftigungstraining mit dem Aero-Step®

Das Aero-Step ist ein luftgefülltes Therapiegerät, mit dem man das Gleichgewicht, die Gelenkstabilität und die Reaktionsfähigkeit verbessern kann. Sowohl im Stand als auch in Rücken- oder Bauchlage werden die Muskeln bis in die Tiefe gekräftigt.

- Kann barfuß (sensormotorisches Training wegen Noppen) oder mit Schuhen verwendet werden.
- Achten Sie immer auf eine beidseitige Belastung.
- Suchen Sie eine stabile Standposition – ohne zu wackeln.
- Der Körperschwerpunkt muss ständig mittig positioniert sein.
- Achten Sie auf eine korrekte Körperspannung: Bauch rein, Brust raus und Gesäß anspannen. Dabei den Rücken gerade halten.
- In der Ausgangsstellung sollten die Knie nur wenig gebeugt sein.

Grundposition
Stehen Sie aufrecht mit geradem Rücken auf dem Aero-Step. Das Gewicht ist gleichmäßig auf beide Beine verteilt und die Knie sind minimal gebeugt. Der Kopf ist in Verlängerung der Wirbelsäule und der Blick geht geradeaus. Ihr Stand ist stabil und Sie bauen langsam eine Körperspannung auf. Beide Fußspitzen zeigen nach vorne.

„Parallelstand"

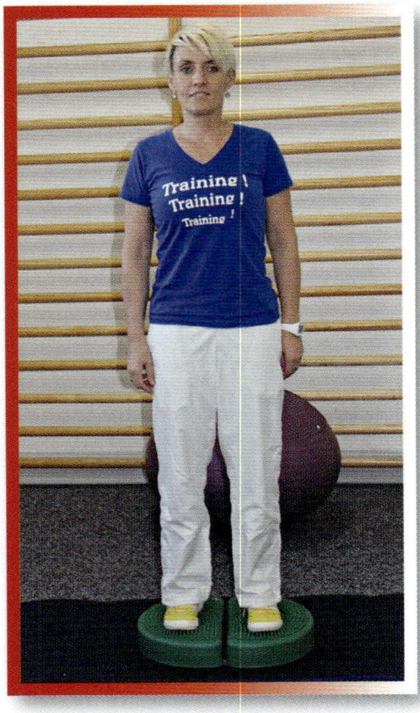

Ausgangsposition

Ausgangsposition:
Stehen Sie aufrecht mit geradem Rücken und leicht gebeugten Knien auf dem Aero-Step. Die Blickrichtung geht geradeaus. Der Stand ist stabil, ohne zu wackeln.

Übungsausführung:
Bewegen Sie ihr Körpergewicht nach vorne, zurück, rechts und links und machen Sie kreisende Bewegungen. Die Füße werden dabei abgerollt.

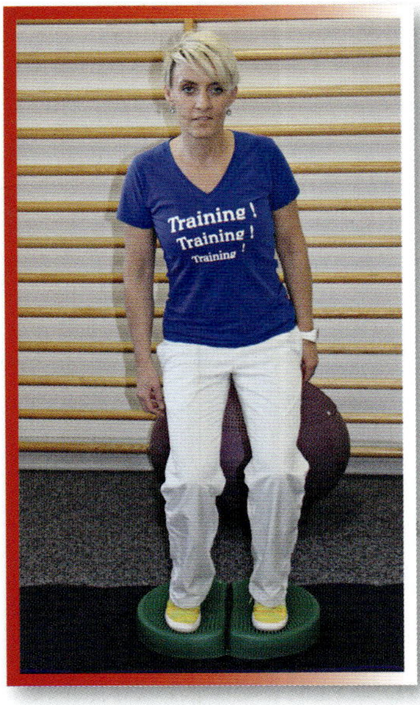

Aktionsposition

Hinweise:
Diese Übung dient zur Gewöhnung an das Gerät.
Die Fußspitzen sind immer nach vorne ausgerichtet.

„Bück dich“

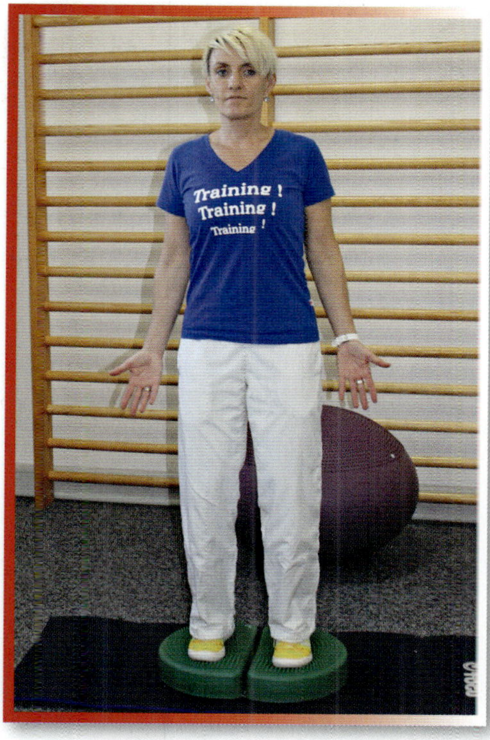

Ausgangsposition

Ausgangsposition:
Stehen Sie aufrecht mit geradem Rücken und leicht gebeugten Knien auf dem Aero-Step. Die Blickrichtung ist nach vorne gerichtet. Ihr Stand ist stabil.

Übungsausführung:
Machen Sie eine Kniebeuge und führen Sie dabei beide Arme nach vorne. Bewegen Sie sich danach wieder nach oben (hoch und runter).

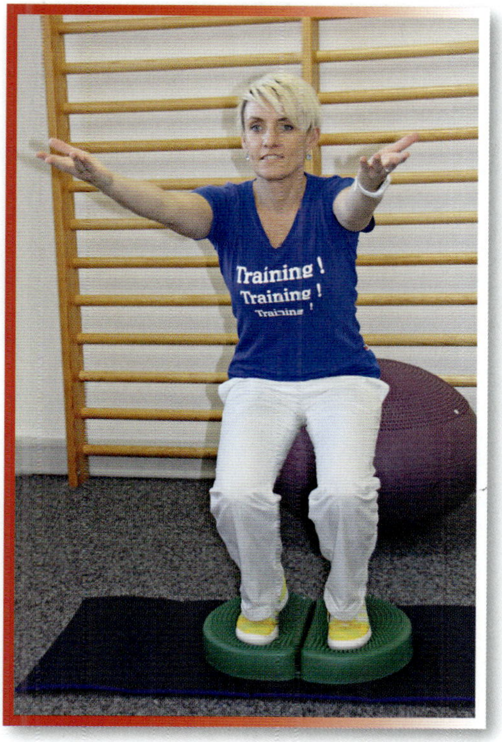

Endposition

Hinweise:
Achten Sie darauf, dass Sie sich nach hinten absetzen und die Knie nicht über die Fußspitzen zeigen.

„Storchengang"

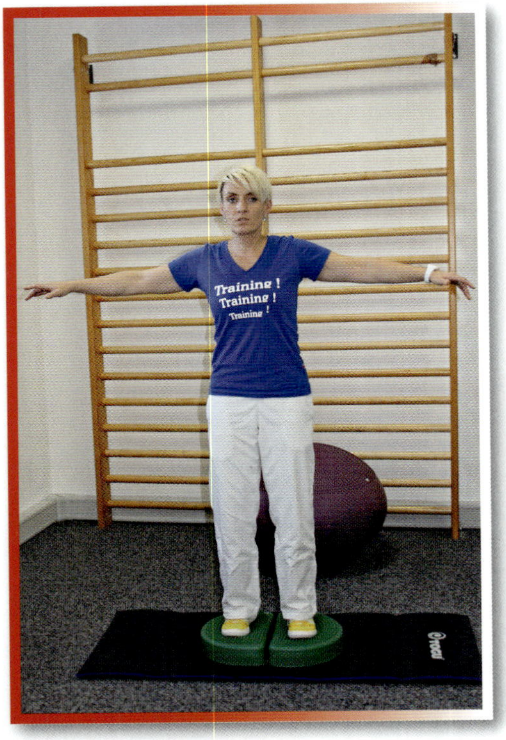

Ausgangsposition

Ausgangsposition:
Stehen Sie aufrecht mit geradem Rücken und leicht gebeugten Knien auf dem Aero-Step. Ihr Blick geht geradeaus.

Übungsausführung:
Heben Sie abwechselnd die Knie nach oben, sodass zwischen Ober- und Unterschenkel ein 90-Grad-Winkel entsteht. Gehen Sie wie ein Storch und halten Sie dabei das Gleichgewicht.

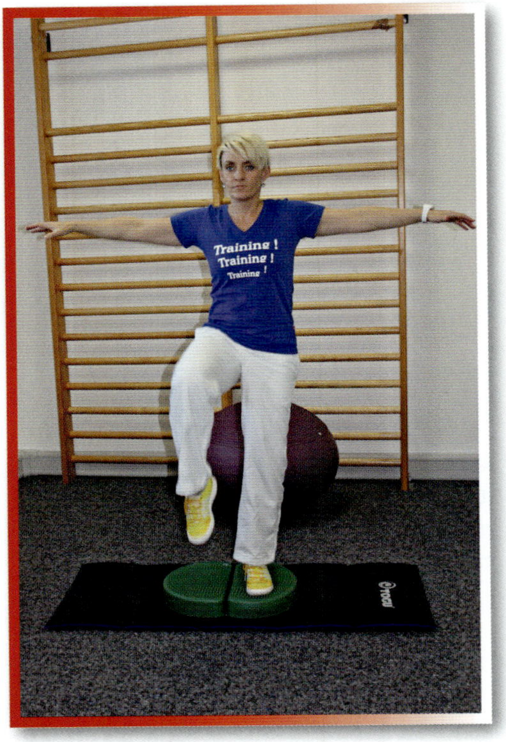

Aktionsposition

Hinweise:
Die Übung ist intensiver, wenn Sie die Fußspitzen anziehen. Fortgeschrittene können auch kurz einbeinig innehalten und dann mit dem anderen Bein weitermachen.

„Die Kerze“

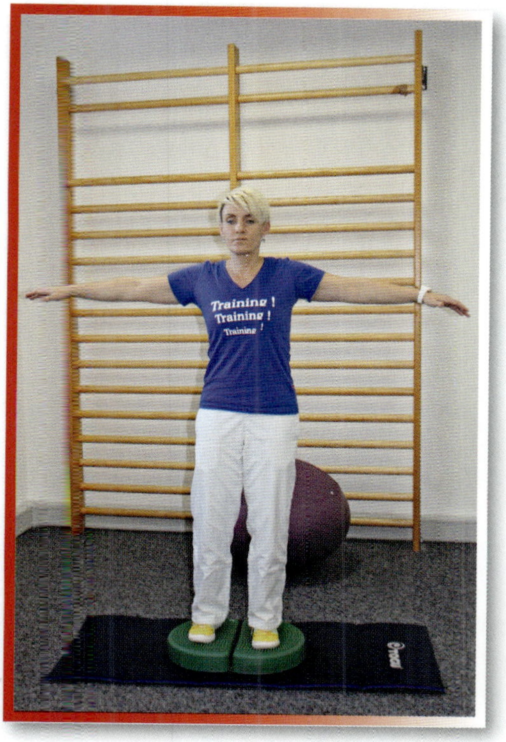

Ausgangsposition

Hinweis:
Immer beide Körperseiten trainieren.

Ausgangsposition:
Nehmen Sie die Grundposition ein, indem Sie aufrecht und gerade auf dem Aero-Step stehen. Versuchen Sie, nicht zu wackeln.

Übungsausführung:
Verlagern Sie das Gewicht auf ein Bein und positionieren Sie das andere Bein an das Standbein. Dabei gehen beide Arme nach oben zusammen und ihr Blick folgt den Armen. Schauen Sie durch die Arme durch.

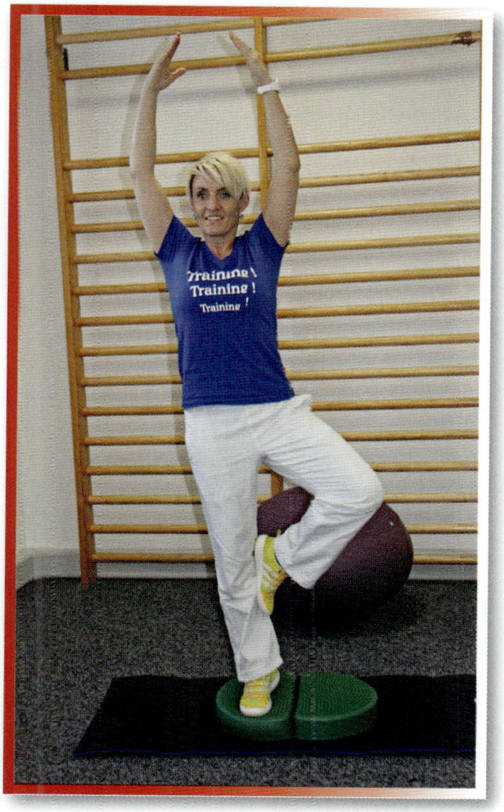

Endposition

„Boden lecken“

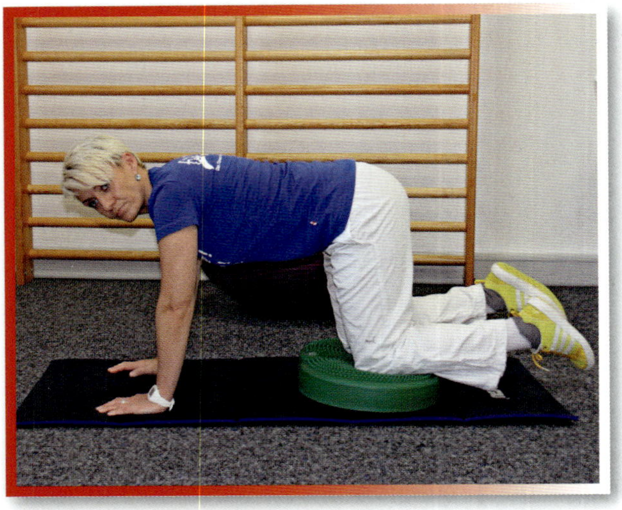

Ausgangsposition

Ausgangsposition:
Gehen Sie in den Vierfüßlerstand, indem Sie sich auf den Aero-Step knien. Das Gewicht ist gleichmäßig auf Beine und Arme verteilt.

Übungsausführung:
Beugen Sie die Arme und schieben Sie den Brustkorb zum Boden, bis Sie fast mit dem Kinn den Boden berühren.

Hinweise:
Beide Knie sollten ständig parallel sein und die Fußspitzen dürfen den Boden nicht berühren. Halten Sie die Körperspannung.

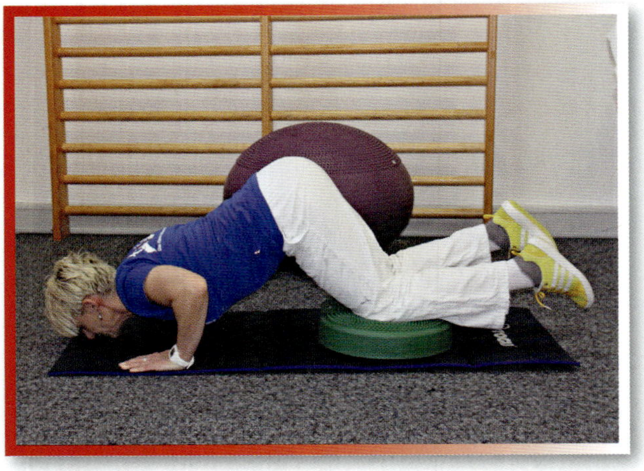

Endposition

„Streck dich“

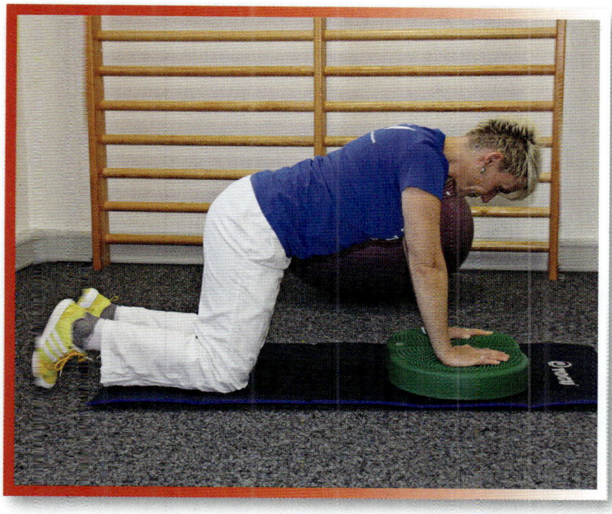

Ausgangsposition

Ausgangsposition:
Gehen Sie in den Vierfüßlerstand, dabei sind beide Arme gestreckt auf dem Aero-Step. Achten Sie auf eine gleichmäßige Gewichtsverteilung auf Arme und Beine.

Übungsausführung:
Zuerst wird ein Bein nach hinten ausgestreckt und dann der gegengleiche Arm. Der Kopf bleibt dabei in der Verlängerung des Rückens und der Blick ist nach unten gerichtet.

Hinweise:
Die Fußspitzen zeigen zum Boden. Fortgeschrittene können die Bewegung auch gleichzeitig ausführen.

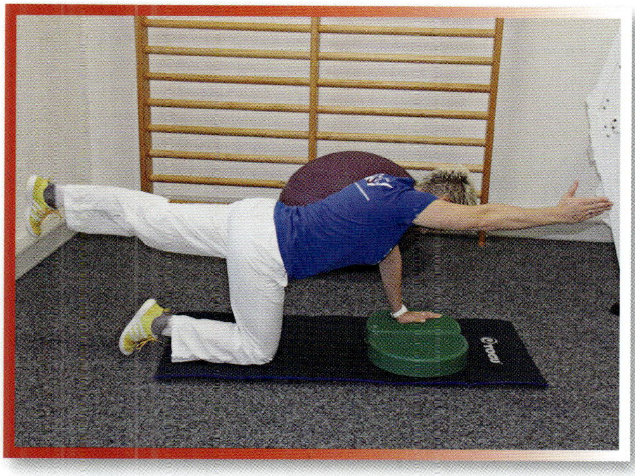

Endposition

„Dreh dich“

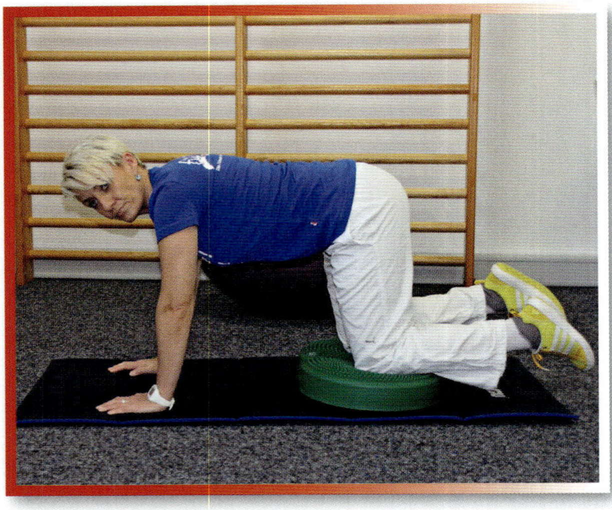

Ausgangsposition

Ausgangsposition:
Sie sind im Vierfüßlerstand und beide Beine sind auf dem Aero-Step. Die Hände befinden sich schulterbreit auf dem Boden. Gleichmäßige Gewichtsverteilung auf Arme und Beine.

Übungsausführung:
Heben Sie einen Arm hoch und bewegen Sie diesen nach hinten oben. Dabei folgt der Blick der Armbewegung.

Hinweise:
Nur der Kopf und die Brust bewegen sich, dabei bleibt das Becken gerade.

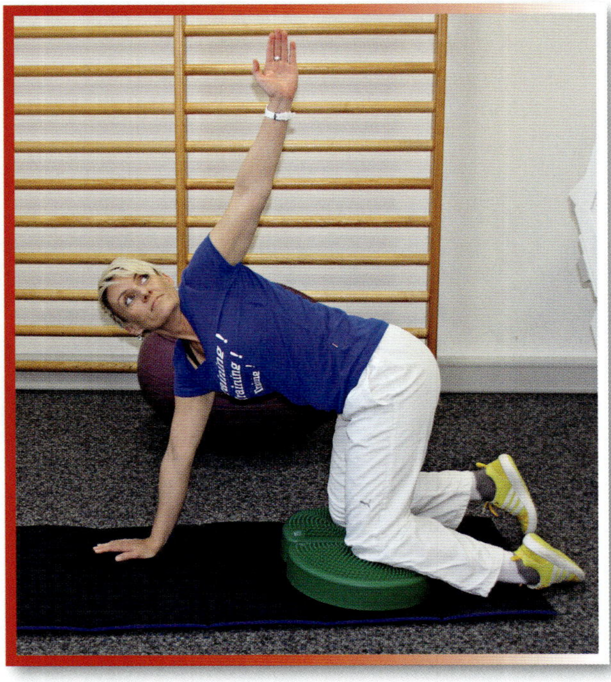

Endposition

„Seitliches Beinheben“

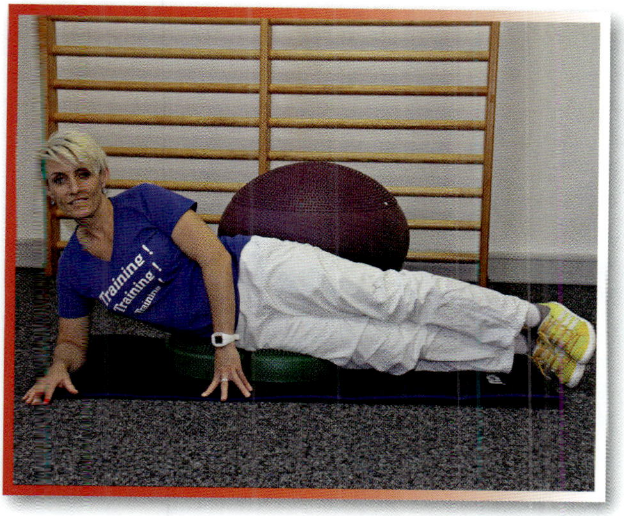

Ausgangsposition

Ausgangsposition:
Legen Sie sich seitlich auf den Aero-Step, sodass Sie eine bequeme Position innehaben. Stützen Sie sich dabei mit den Armen ab.

Übungsausführung:
Bauen Sie bis in die Zehenspitzen eine Körperspannung auf. Spreizen sie ein Bein nach oben ab und halten Sie die Spannung aufrecht.

Hinweise:
Trainieren Sie zunächst die eine Körperseite und dann erst die andere. Das Becken bleibt stabil und knickt nicht nach vorne ab.

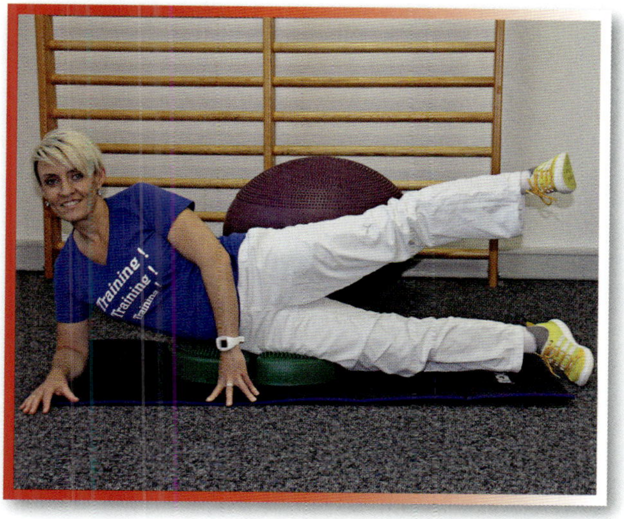

Endposition

„Aufzug“

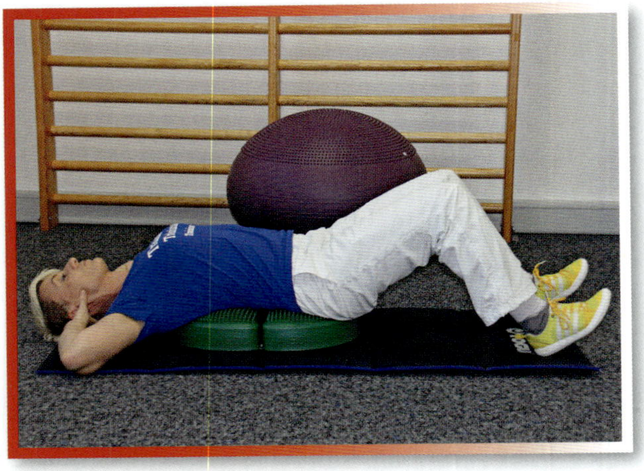

Ausgangsposition

Ausgangsposition:
Legen Sie sich mit dem Rücken auf den Aero-Step, sodass der Oberkörper tiefer liegt als die Hüfte. Die Beine sind etwa hüftbreit auseinander und haben einen stabilen Untergrund. Die Hände befinden sich hinter dem Kopf.

Übungsausführung:
Heben Sie langsam den Oberkörper an und senken Sie ihn wieder.

Hinweise:
Die Handflächen halten den Kopf so in Position, dass zwischen Kinn und Brustbein etwa eine Faust hineinpasst. Das Kinn liegt niemals auf der Brust!

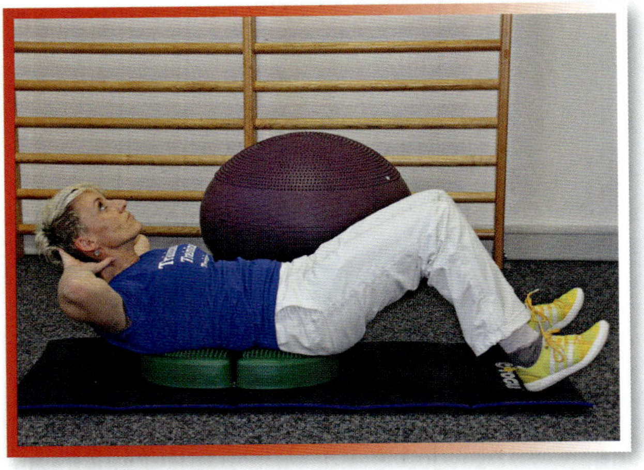

Endposition

„Waage“

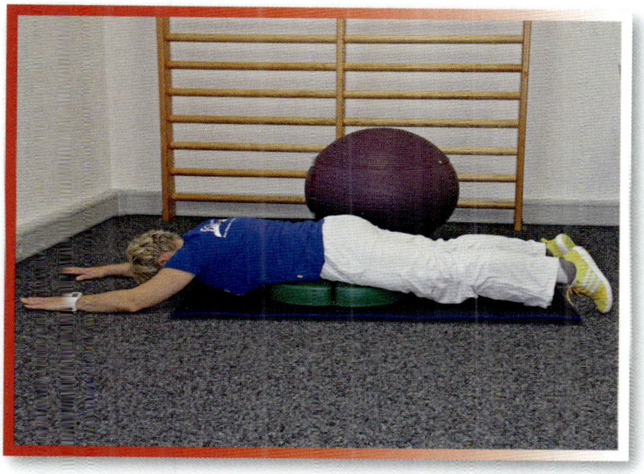

Ausgangsposition

Ausgangsposition:
Legen Sie sich ganz bequem mit dem Bauch auf das Aero-Step. Die Arme befinden sich über dem Kopf und die Füße liegen auf dem Boden.

Übungsausführung:
Heben Sie nun gleichzeitig Oberkörper und Beine an. Dabei spannen Sie die Gesäßmuskulatur an und bauen eine Ganzkörperspannung auf.

Hinweis:
Achten Sie darauf, dass Sie nicht zu sehr ins Hohlkreuz fallen.

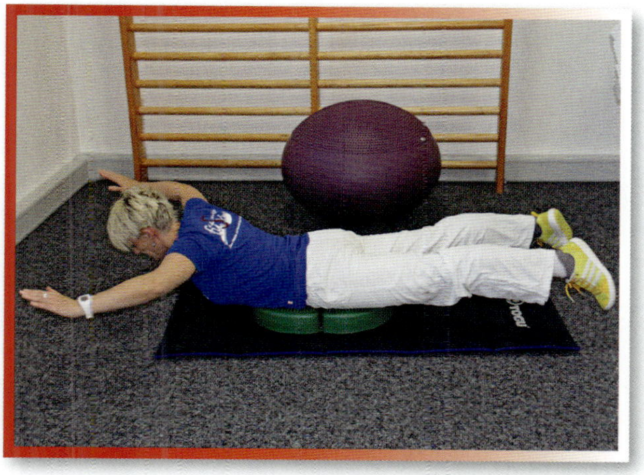

Endposition

6.2.5 Kräftigungstraining mit dem Redondoball®

Der Redondoball ist ein effektives Trainingsgerät zur Kräftigung der Wirbelsäule, des Nackenbereiches, der Bauch- sowie der Beckenbodenmuskulatur. Der Ball besteht aus einem geschäumten PVC-Kunststoff, der individuell aufgepumpt werden kann. Somit ist er ebenso zur Nackenmassage und Tiefenentspannung einsetzbar. Mit wenig Luft kann er als Kissen für Nacken und Rücken genutzt werden. Er ist auch als Zusatzgerät, zum Beispiel zum Fixieren der Beine, verwendbar.

- Der Redondoball ist ein handlicher, kleiner und weicher Gymnastikball.
- Er ist vielseitig einsetzbar.
- Er kräftigt die Muskulatur.
- Er entlastet die Wirbelsäule.
- Mit dem Redondoball werden viele Übungen noch intensiver.
- Der Schwierigkeitsgrad ändert sich, je mehr der Ball aufgeblasen wird.

„Die Säule"

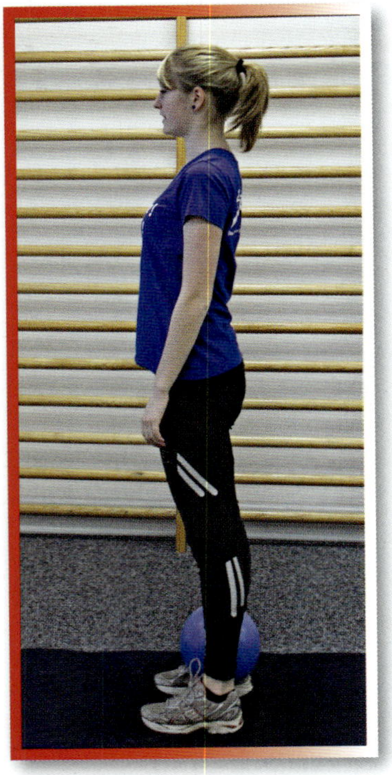

Ausgangsposition

Ausgangsposition:
Gerader und aufrechter Stand. Die Füße stehen hüftbreit auseinander und der Ball wird zwischen die Beine (etwa Knöchelhöhe) eingeklemmt.

Übungsausführung:
Langsam auf die Zehen stellen und die Arme dabei über Kopf hochnehmen. Kurz die Balance halten und dann wieder die Fersen absenken und die Knie beugen (kleine Kniebeuge).

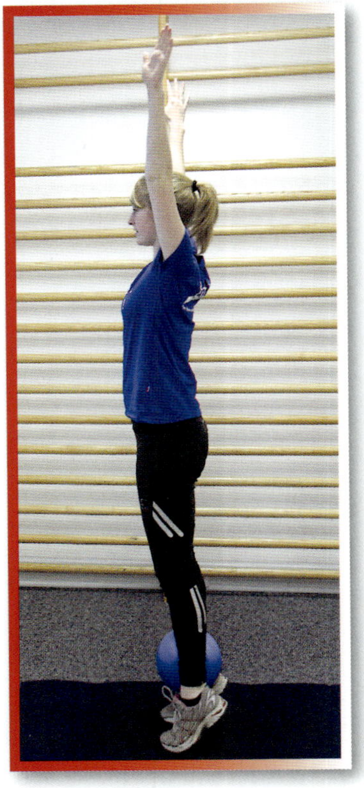

Aktionsposition

Hinweise:
Bei dieser Übung auf gleichmäßiges Atmen achten. Einatmen beim Anheben und ausatmen beim Senken der Beine.

„Drück mich“

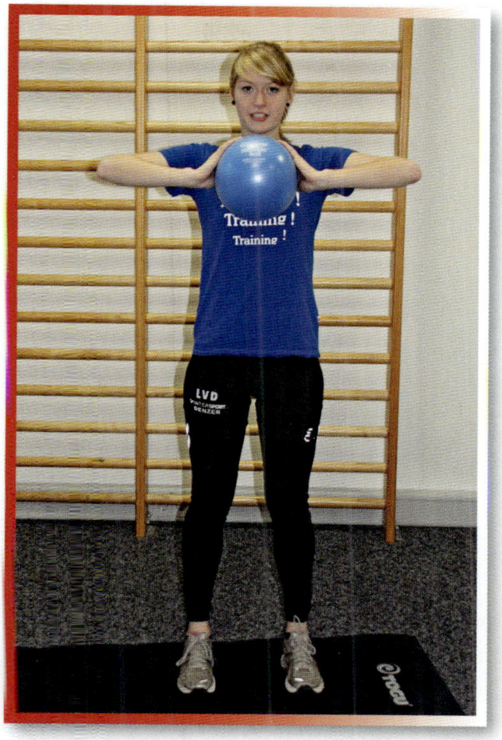

Ausgangsposition

Ausgangsposition:
Einen aufrechten und geraden Stand einnehmen. Der Ball wird vor die Brust genommen, dabei werden die Schulterblätter nach hinten unten gezogen.

Übungsausführung:
Der Ball wird mit beiden Händen zusammengedrückt: Dabei versuchen, eine innere Kraft zu erzeugen und einen Widerstand herzustellen.

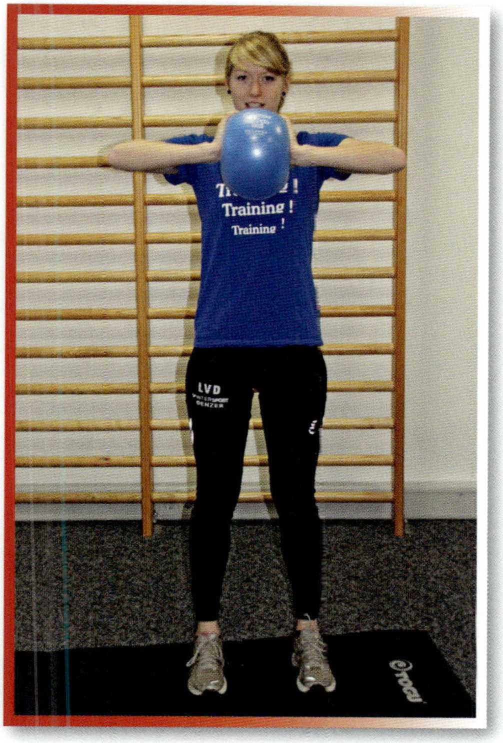

Endposition

Hinweise:
Achtung: Keine Pressatmung! Die Übung kann auch im Sitzen erfolgen.

„Beinpresse"

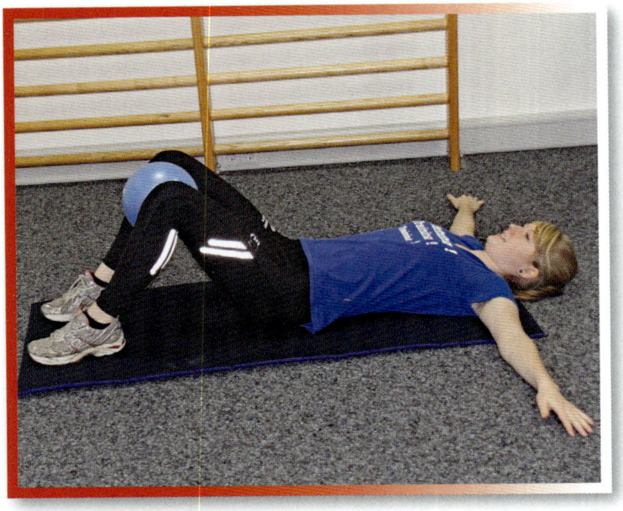

Ausgangsposition

Ausgangsposition:
Auf den Rücken legen und die Füße hüftbreit aufstellen. Die Arme liegen gestreckt vom Körper weg. Der Redondoball wird zwischen die Knie genommen.

Übungsausführung:
Den Ball kräftig mit den Knien zusammendrücken. Dabei bleibt der Rücken und Kopf auf der Matte. Kurz halten und dann wieder die Spannung lösen.

Hinweis:
Ganzkörperspannung aufnehmen.
Anspannen – Entspannen.

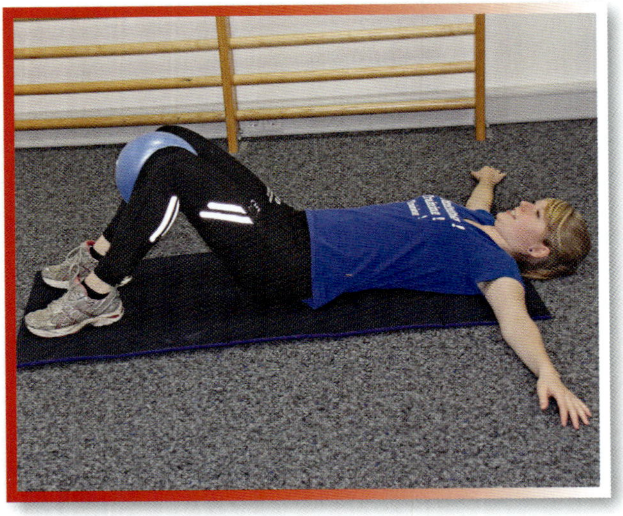

Endposition

„Komm hoch“

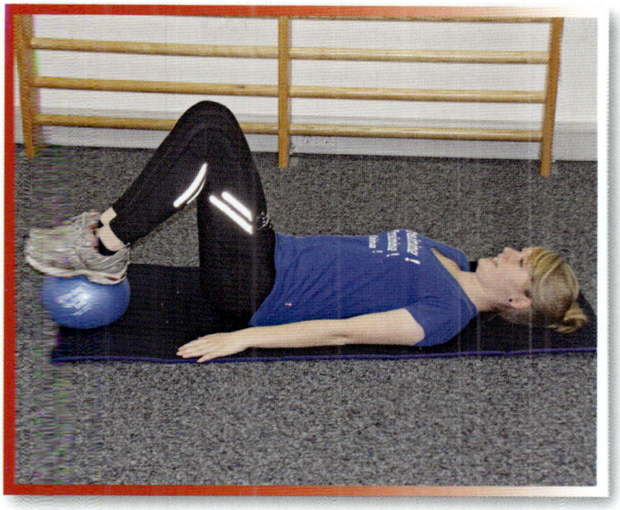

Ausgangsposition

Ausgangsposition:
Auf den Rücken legen und die Füße angewinkelt auf den Ball stellen. Die Arme liegen locker neben dem Körper.

Übungsausführung:
Langsam die Hüfte anheben, bis die Oberschenkel mit dem Bauch eine gerade Linie bilden.

Hinweise:
Je langsamer die Bewegung ausgeführt wird, umso schwieriger ist sie. Bei dieser Übung sollte der Ball nicht ganz aufgepumpt sein.

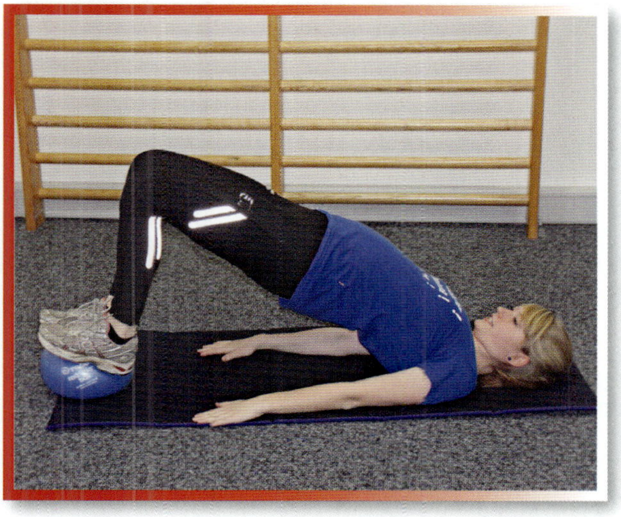

Endposition

„Bein anziehen"

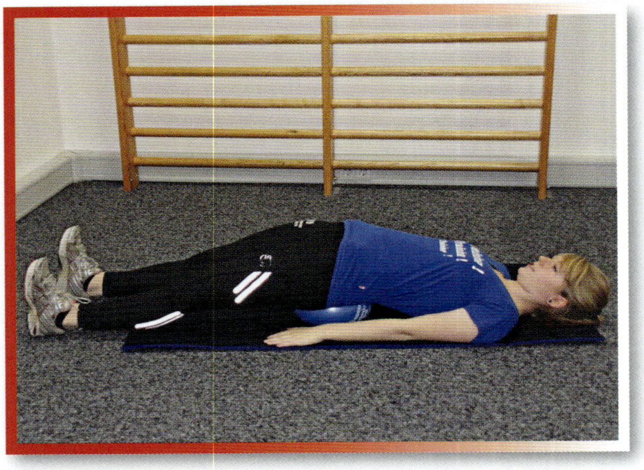

Ausgangsposition

Ausgangsposition:
Lang auf den Rücken legen und den Ball unter das Gesäß positionieren.

Übungsausführung:
Mit beiden Händen ein Bein so weit wie möglich gebeugt an den Körper ziehen. Kurz die Spannung halten, dann wieder lösen.

Hinweis:
Hohlkreuz vermeiden.

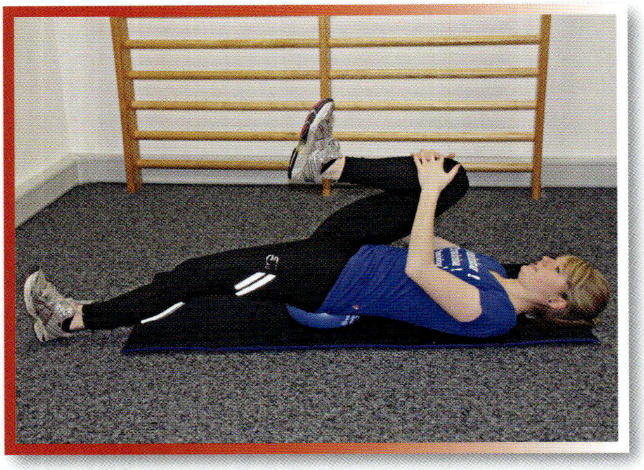

Endposition

„Radfahren“

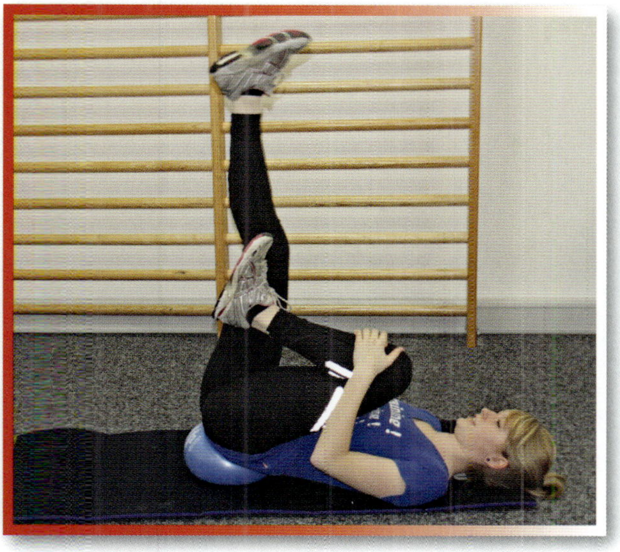

Ausgangsposition

Ausgangsposition:
Lang auf den Rücken legen und den Redondoball unter das Gesäß klemmen. Ein Bein locker an den Körper heranziehen.

Übungsausführung:
Das andere Bein gestreckt nach oben führen und mit diesem die Radfahrbewegung durchführen.

Hinweise:
Kein Hohlkreuz! Die Bewegung sollte langsam und möglichst groß ausgeführt werden.

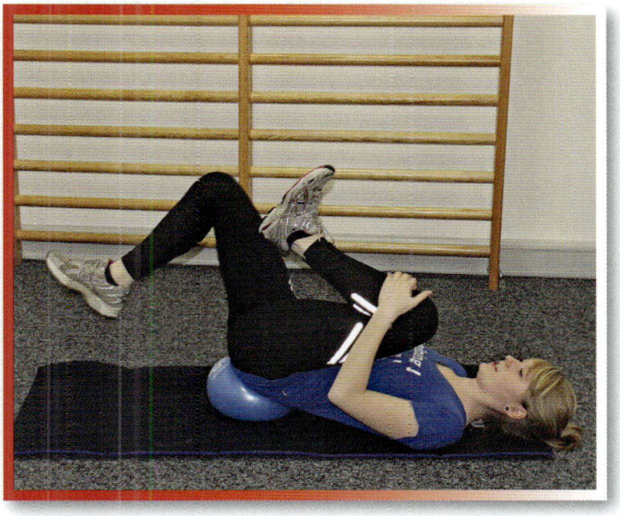

Aktionsposition

„Seitlage“

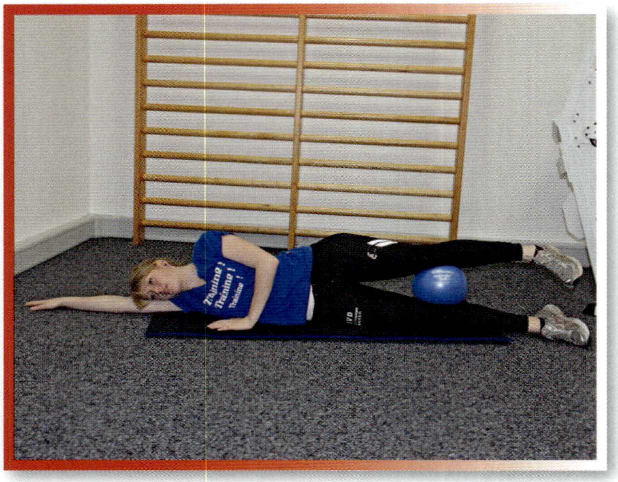

Ausgangsposition

Ausgangsposition:
Die Seitlage einnehmen. Dabei ist ein Arm nach oben gestreckt und der andere Arm dient der Stabilisation. Der Ball wird zwischen die gestreckten Beine genommen.

Übungsausführung:
Ball fest zusammendrücken und Beine langsam heben und senken.

Hinweis:
Achtung bei Hüftproblemen!

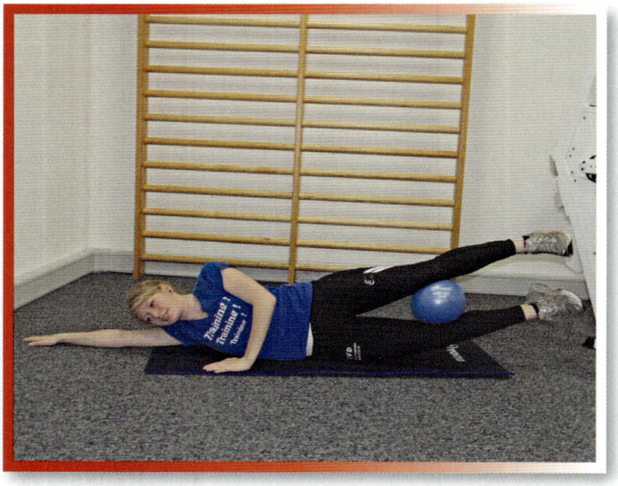

Aktionsposition

„Bauchpraller“

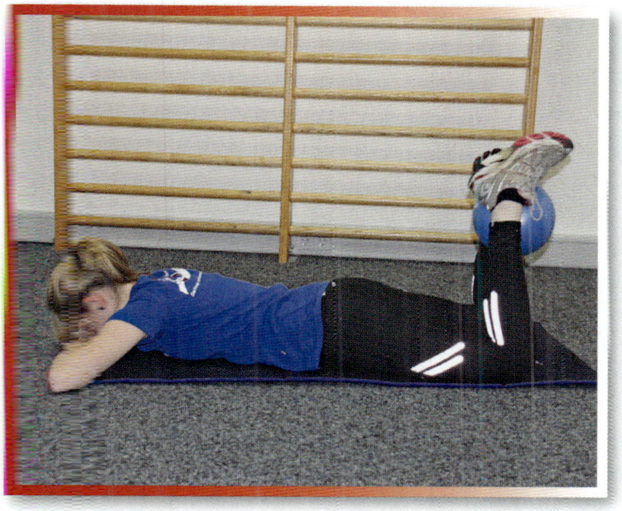

Ausgangsposition

Ausgangsposition:
Bauchlage einnehmen und die Beine nach oben abwinkeln. Der Ball wird zwischen die Knöchel genommen. Der Kopf liegt auf den Armen auf.

Übungsausführung:
Beine nach oben führen, sodass sich die Oberschenkel vom Boden lösen. Die Fußspitzen dabei Richtung Boden anziehen.

Hinweise:
Oberkörper ruhig halten. Diese Übung ist für Menschen mit akuten Rückenproblemen (vor allem im Lendenwirbelbereich) nicht geeignet.

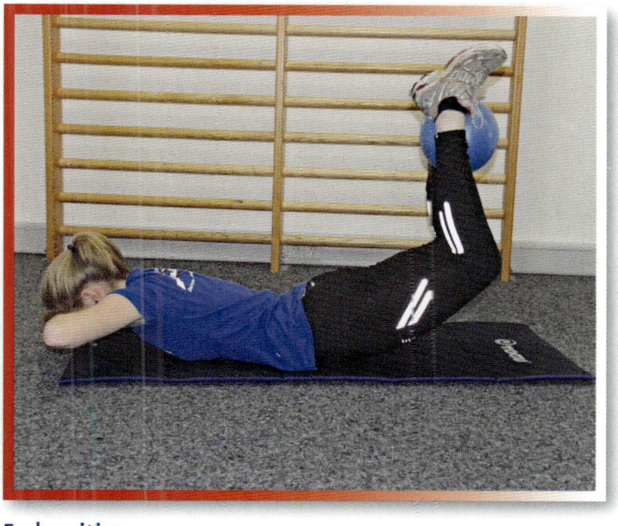

Endposition

6.3 Kraft- und Mobilisationstraining ohne Geräte

Beim Kraft- und Mobilisationstraining werden in erster Linie die große Muskulatur (Bauch-, Rücken-, Brustmuskulatur) und die großen Gelenke (Schulter-, Hüftgelenk), aber auch die Wirbelsäule angesprochen. Ziel ist die allgemeine Leistungsfähigkeit zu verbessern und damit das allgemeine Wohlbefinden zu stärken. Mit vielfältigen Übungen werden „eingerosteten" Gelenken, „verklebter" Muskulatur und allgemeiner Unbeweglichkeit entgegengewirkt und die betroffenen Körperpartien wieder mobilisiert sowie gekräftigt.

- » Es dient der Erhöhung des Spannungszustandes der Muskulatur (Tonisierung), insbesondere der Haltemuskulatur des Rumpfes
- » Es dient der Stabilisierung und Erhöhung der Belastbarkeit der Wirbelsäule
- » Muskuläre Dysbalancen sollen ausgeglichen werden
- » Prävention von Risikofaktoren

„Roll dich hoch"

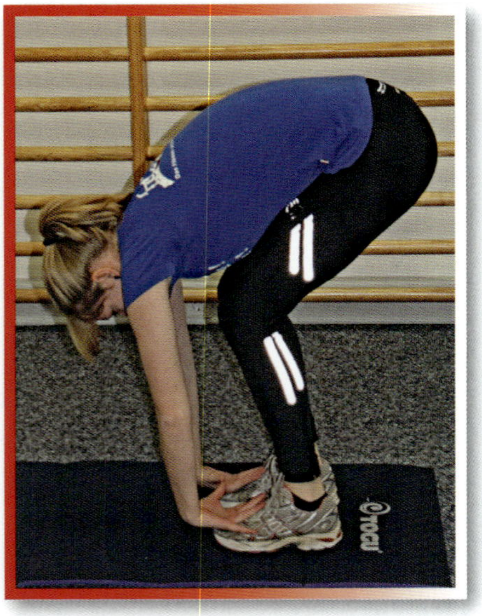

Ausgangsposition

Ausgangsposition:
Aus dem Stand in die Knie gehen und wie ein Päckchen klein machen. Der Rücken ist dabei rund und der Kopf befindet sich auf Kniehöhe.

Übungsausführung:
Langsam von der Lendenwirbelsäule bis zur Halswirbelsäule Wirbel für Wirbel aufrollen. Am Ende ist der ganze Körper gestreckt und die Handflächen zeigen nach oben.

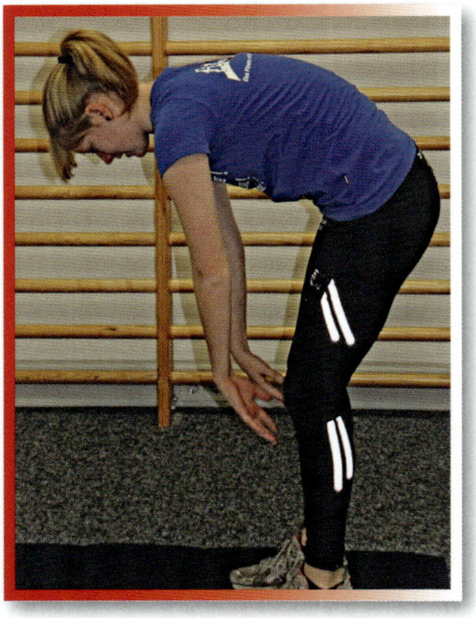

Aktionsposition

Hinweise:
Bauch- und Gesäßmuskeln anspannen.
Kein Hohlkreuz machen.

„Kopf zur Seite“

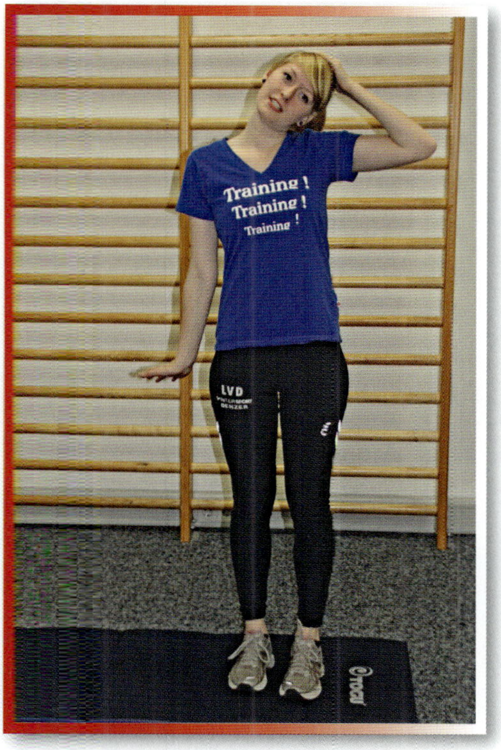

Ausgangs- und Aktionsposition

Ausgangsposition:
Aufrechter, gerader Stand. Dabei ist der Rücken gerade, der Bauch angespannt und die Brust herausgestreckt. Eine Hand ist am Kopf und der andere Arm liegt gestreckt am Körper an. Die Handfläche zeigt zum Boden.

Übungsausführung:
Mit der Hand den Kopf leicht zum Schlüsselbein ziehen. Dabei hält die Halsmuskulatur dagegen. Der andere Arm übt Druck Richtung Boden aus. Die Bewegung ist nicht ruckartig, sondern leicht und fließend.

Hinweise:
Achtung: Keine Gewalt ausüben! Nicht zur Seite abknicken.

„Zieh den Bauch ein“

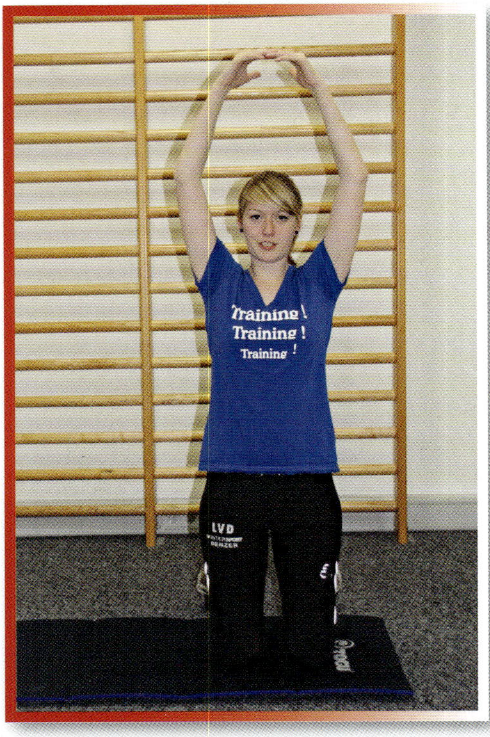

Ausgangs- und Aktionsposition

Ausgangsposition:
Im Kniestand auf einer Matte knien und beide Arme nach oben nehmen. Die Blickrichtung geht geradeaus.

Übungsausführung:
Zuerst wird eine Ganzkörperspannung aufgenommen und dann langsam der Bauch eingezogen. Kurz innehalten und dann wieder lösen.

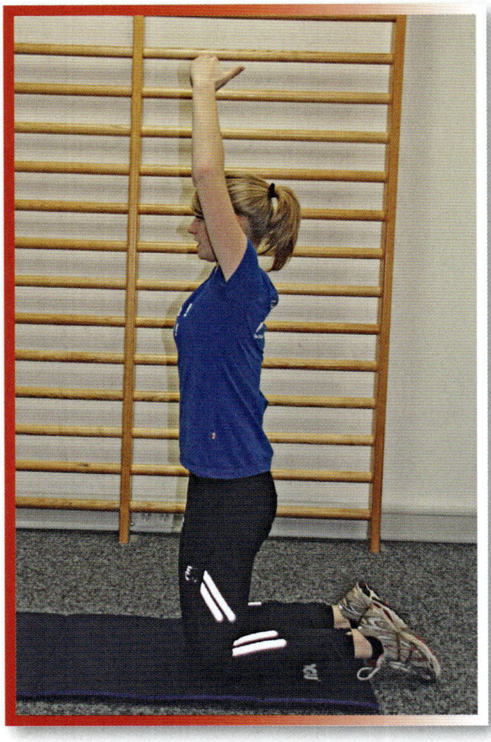

Ausgangs- und Aktionsposition

Hinweis:
Wer Knieprobleme hat, kann die Übung auch im Sitzen machen.

„Rein-Raus“

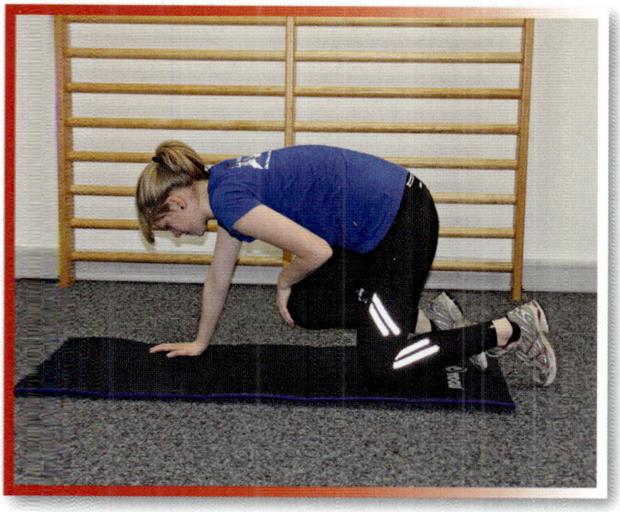

Ausgangsposition

Ausgangsposition:
Den Vierfüßlerstand einnehmen und dabei ein Knie zum Kopf ziehen. Der Rücken wird rund gemacht.

Übungsausführung:
Langsam das gebeugte Bein nach hinten schieben und zeitgleich den entgegengesetzten Arm nach vorne strecken. Dabei zeigen in der Endposition die Fußspitze zum Boden und die Handfläche nach vorne. Der Blick ist zum Boden gerichtet.

Hinweis:
Bei der Übungsausführung sollte man sich vorstellen, dass man einen Gegenstand wegschiebt.

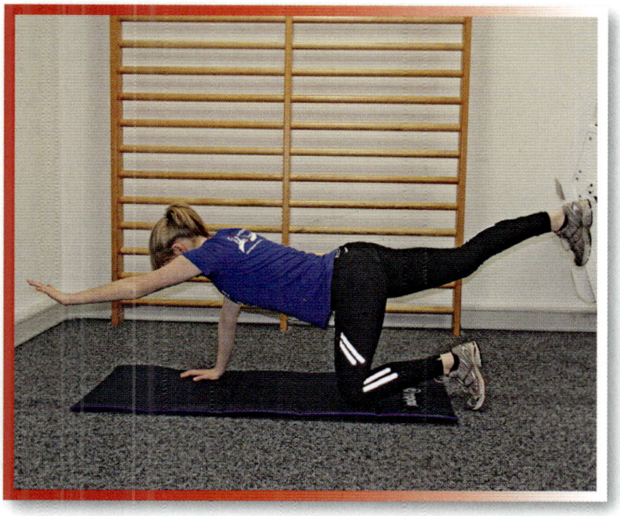

Endposition

„Trommeln“

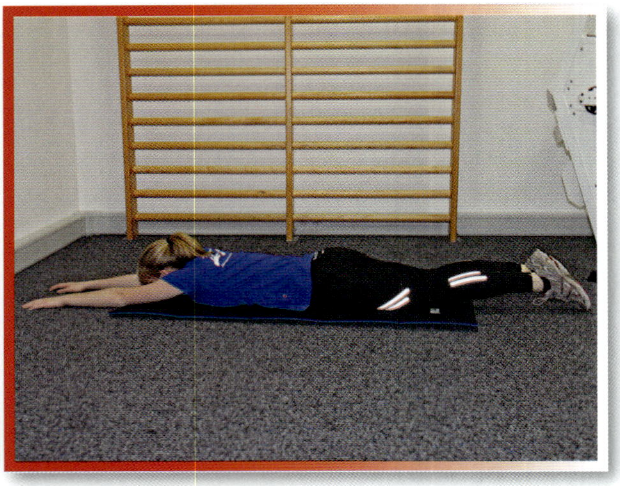

Ausgangsposition

Ausgangsposition:
Die Bauchlage einnehmen, dabei sind die Beine und Arme gestreckt.

Übungsausführung:
Die Beine und Arme werden nun angehoben und wechselseitig „trommeln“ sie auf den Boden. Dabei bleibt die Brust und Hüfte auf dem Boden und der Kopf ist in Verlängerung der Wirbelsäule.

Hinweis:
Den Oberkörper nicht aufrichten.

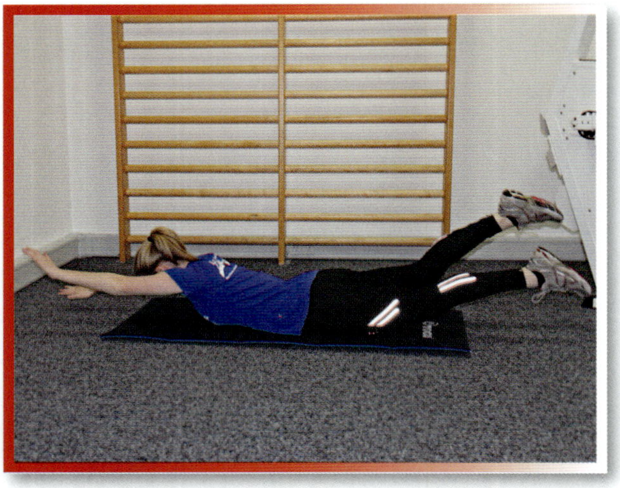

Aktionsposition

„Bein-Dreieck“

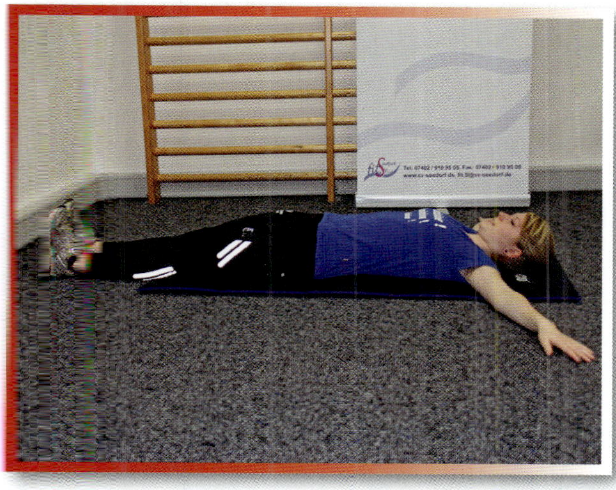

Ausgangsposition

Ausgangsposition:
Die Rückenlage einnehmen. Dabei liegen die Beine auf dem Boden und die Arme sind seitlich am Körper ausgestreckt.

Übungsausführung:
Beide Beine hochnehmen und zur Seite anziehen, sodass ein Dreieck gebildet wird. Dabei wird der Bauch angespannt. Je flacher die Bewegungsausführung, umso besser. Langsam in die Ausgangsposition zurückkommen.

Hinweis:
Am Anfang soll diese Übung nur mit einer geringen Wiederholungszahl (max. 5) durchgeführt. Bei Hüftproblemen sollte auf diese Übung verzichtet werden.

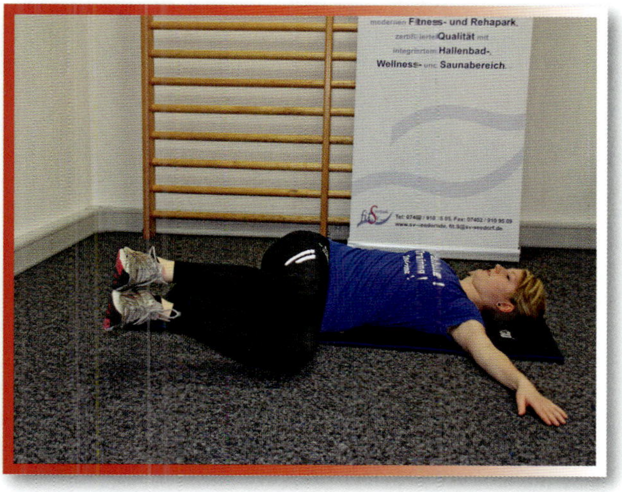

Aktionsposition

Literatur

BECHHEIM, YVONNE: Erfolgreicher Sportunterricht mit Trainingshilfen, Limpert Verlag 2010.
MIESSNER, WOLFGANG: Richtig Trainieren im Fitness-Studio, BLV Verlagsgesellschaft 2002
SCHEIDL, VOLKER/PROHL, ROBERT: Trainingslehre Kursbuch 2, Limpert Verlag 2009.
VOGT, LUTZ/TÖPPER, ANKE (Hrsg.): Sport in der Prävention, Deutscher Ärzte-Verlag 2011.
Die 55 besten Übungsleiter-Ideen, SportPraxis-Sonderband, Limpert Verlag 2011.

Register

Die Autorin

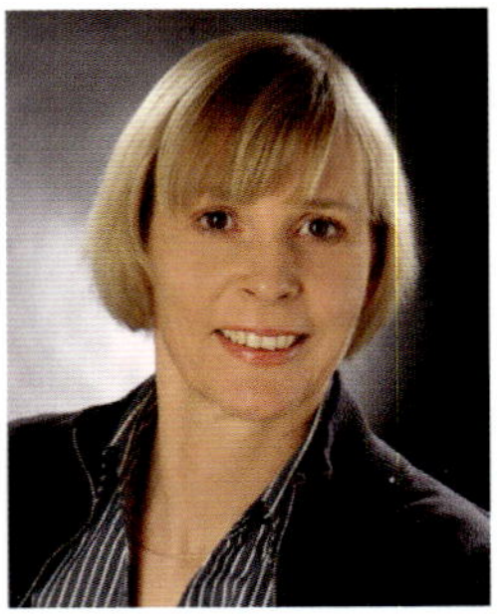

Yvonne Bechheim ist Diplom-Sportlehrerin und war lange in der Jugendtalentförderung aktiv. Ihre Praxiserfahrungen liegen hier im Sportunterricht am Gymnasium, als Ausbilderin sowie als Referentin und Kader-Trainerin für den Badischen Leichtathletik-Verband. Für Ihre Arbeit erhielt sie mehrere Preise, z. B. den Toto-Lotto-Sportjugend-Förderpreis, den Preis für ein Innovatives Projekt mit Modellcharakter und das E.ON Förderpaket „Energie für den Sport“
Ihre aktuellen Interessens- und Arbeitsschwerpunkte sind Prävention und Rehabilitation für alle Altersklassen. Auch hier setzt Sie mit innovativen, leicht umsetzbaren Trainingsmethoden auf selbstständige Körpererfahrung (Schwerpunkt Rücken). Außerdem erschienen von ihr entsprechende Beiträge in diversen Fachzeitschriften.

NEU • NEU • NEU

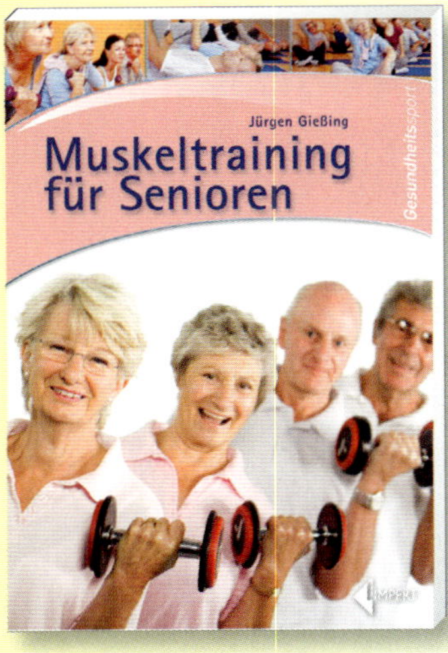

Ohne gezieltes Muskeltraining verliert der Mensch mit Beginn des 30. Lebensjahrs rund ein bis zwei Prozent seiner Muskelsubstanz – und das Jahr für Jahr. Dieser schleichende und auf den ersten Blick kaum erkennbare Prozess summiert sich zu einem enormen Substanzverlust, der auch aus gesundheitlicher Sicht problematisch werden kann. Wer dagegen regelmäßig seine Muskeln trainiert, kann diesen Abbau nicht nur stoppen, sondern sogar umkehren. Selbst im hohen Alter kann man Muskeln aufbauen und von den gesundheitlichen Vorteilen einer gut ausgeprägten und kräftigen Muskulatur profitieren. Dazu ist nicht einmal ein Gang ins Fitnessstudio erforderlich. Das vorliegende Buch beschreibt eine große Auswahl an geeigneten Übungen, die von Frauen und Männern ohne großen Aufwand und ohne spezielle Trainingsgeräte ausgeführt werden können. Die Übungen eignen sich deshalb ganz hervorragend für das Training im Verein, oder aber ganz einfach zu Hause. Neben der Darstellung und der Beschreibung geeigneter Übungen enthält das Buch zahlreiche Hinweise für die sinnvolle Gestaltung geeigneter Trainingsprogramme.

Jürgen Gießing
Muskeltraining für Senioren
1. Auflage 2014, 104 S.,
ca. 70 Abb., Kt.
978-3-7853-1886-7,
Best.-Nr.: 343-01886

€ 14,95

Osteoporose ist eine Volkskrankheit: Fast jede zweite Frau und jeder dritte Mann sind davon betroffen. Dabei kann man der Knochenschwäche mit den richtigen Übungen erfolgreich vorbeugen!
In diesem Buch werden 80 Übungen zur Osteoporose-Vorsorge mit Beckenbodentraining vorgestellt, die leicht umsetzbar und praxiserprobt sind. Die Übungen beanspruchen verschiedene Körperbereiche und erfordern nur wenige, alltägliche Materialien. Die leicht verständlichen Beschreibungen werden durch eine Video-DVD ergänzt. Tipps für eine knochenstärkende Ernährung sowie Entlastungen im Alltag mit Hilfe der Kraft der Stützmuskeln runden das Buch ab. Alle Übungen sind bestens für das Trainieren zu Hause geeignet. Auch Vereinstrainer, Übungsleiter und Leiter von Fitness- und Gesundheitskursen finden hier zahlreiche Ideen und Übungsvorlagen für ihre Kursstunden.

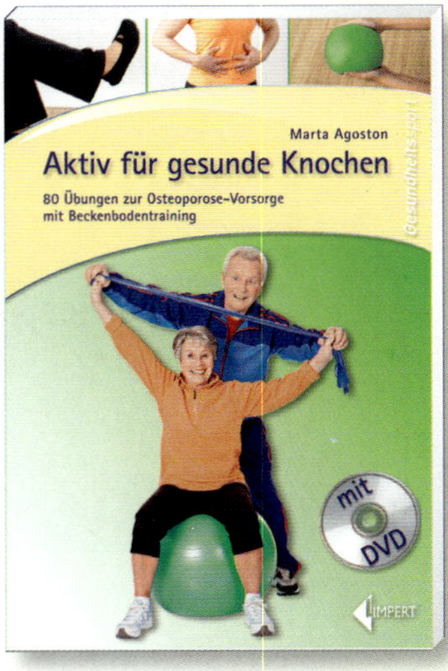

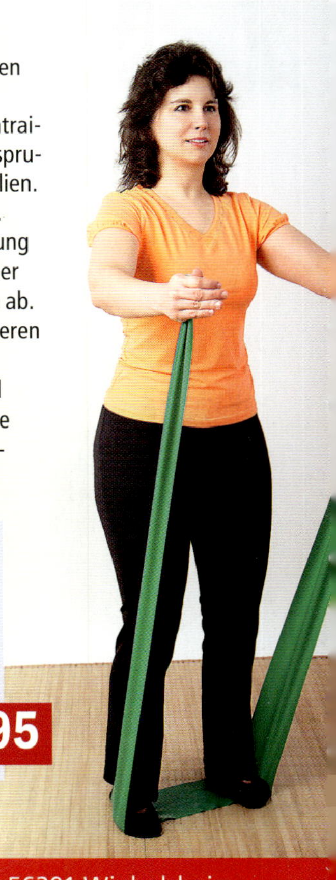

Marta Agoston
Aktiv für gesunde Knochen
80 Übungen zur Osteoporose-Vorsorge
mit Beckenbodentraining
1. Auflage 2014, 96 S., 104 farb. Abb.,
6 Tab., inklusive Video-DVD,
Format 16,5 x 24 cm.
ISBN: 978-3-7853-1894-2
Best.-Nr.: 343-01894

€ 14,95

Preisstand: 2014

LIMPERT

Limpert Verlag GmbH · Industriepark 3 · 56291 Wiebelsheim
Tel. +49 (0) 6766/903-160 · Fax +49 (0) 6766/903-320
E-Mail: vertrieb@limpert.de www.limpert.de